新　潮　文　庫

「話が通じない」の正体

共感障害という謎

黒川伊保子著

新　潮　社　版

11574

はじめに――一緒にいるだけでイラつく、二人でいるのに孤独

この本のテーマは、「対話以前の問題」である。

ことばを交わす以前に、ただ一緒にいるだけで「イラつく」「寂しい」「傷つく」「絶望させられる」人がいますか？

あるいは、何も悪いことをしていないのに、誰かにイラつかれたり、ないがしろにされていると感じることはありますか？

だとしたら、ぜひご一読ください。


私は、人工知能（ＡＩ）の研究者である。

30年以上も、ヒトとＡＩの理想のコミュニケーションを追究している。

その研究の途上で、そもそも人間同士が、「理想のコミュニケーション」を実現していないことに気づき、研究の途上で見つけたコミュニケーションの仕組みとコツを、人類向けにも解説してきた。

「話が通じない」「心が通じない」——人々を絶望させるこれらの事態は、相手の心根の問題ではなく、コミュニケーションがうまく行っていないせいで起こる。

人類には「対話の進め方」が2種類あって、特に男女は、脳がとっさに選ぶ対話スタイルが異なるので、話がすれ違い、心がすれ違っていると誤解しやすい。

その「心のミゾ」を埋めるための対話術の本を、たくさん書いてきたのだが、ここへきて、「対話以前の問題」があることに気づいた。表情や所作も、大きなコミュニケーションの要因だということに。

今から2年前（2019年）、私は『共感障害』という本を書いた。この本の元本になる単行本である。

当時、「新人たちの反応が弱い」「意思の疎通《そつう》ができた感じがしない」「気が利《き》かない（当然やるべきことをしない）」という悩みを頻繁に聞くようになっていた。

なぜ、気持ちよくうなずかないのか。

なぜ、当然、やるべきことをしないのか。

いつの時代も、新人とは多少そういうものだけど、度を越している。何人ものベテランがそう語った。

　うなずかないので、「わかった？」と何度も確認することになる。「話、聞いてるの？」と言うと、きょとんとしている。「やる気あるの！」と叱《しか》れば、「はぁ」とバカにしたような顔をする。

「会議の後のコーヒーカップを片付ける」「エレベータのボタンを押す」「床の髪の毛を掃く（美容室）」など、業務タスクと言うほどのことではないけれど、これまで新人たちが気を利かせてしてきたことを、まったくしない。「なぜ、やらないの」と追及すると、「誰か私にやれって言いました？」と真顔で質問してくる。「言われなくても、やることでしょ。普通」と、声を荒げることになる。

　一方で、若い人たちにも言い分がある。

「話、聞いてるの？」「やる気あるの？」と聞かれたって、どう答えればいいのかわからない。やる気があるから、会社に来て、上司の話を真面目《まじめ》に聞いてるのに。答えようのない質問をしてくるなんて、僕の上司はバカなんでしょうか。

「なんで、やらないの？」って言うけれど、誰もやれって言わなかったじゃないですか。「普通」ってなんですかね。教えてくれもせず、命令もしていないタスクで、いきなりいちゃもんつけてくるって、それってパワハラですよね？

上司は、当然イラつく。「心が通じない部下」をどう育てればいいのか困惑して、深刻なメンタルダウンを起こすケースも実際にあった。

部下は、本気で「バカな上司とブラックな職場」に当たってしまったと思っている。気が弱いタイプなら「誰も私に仕事を教えてくれない」「上司が人格を否定してくる」と泣き出すし、気が強いタイプならパワーハラスメントを訴えてくる。

意思の疎通がうまく行かない。

心が通じた気がしない。

上司と部下、親と子、夫と妻の間で、昔から生じるコミュニケーションギャップだけれど、ここへきて、どうも世代間のそれがひどくなっている。

世間のそんな「ため息」を、なんとかしてあげたくて、「心が通じない」の正体を探し当て、一冊の本にしたためたのが、2019年の『共感障害』だった。

すべての原因は、「うまくうなずけないこと」だったのだ。つまり、「目の前の人と、うなずき合ったり、表情を同じくしたりするコミュニケーションの共鳴反応」が弱いのである。

私は、「社会生活に支障が出るほど、共鳴反応が弱い症状」を、共感障害と呼んだのだった。

しかし、時は2年進んだ。

「うなずき反応の弱い人」の数は増え、このままいけば、やがて共鳴反応が弱いことが主流になりそうな勢いである。

となると、私たちの世代（60代）なんて、共鳴反応が強すぎる、ってことになっちゃう。「うなずきすぎて、うざい」「やたら、心を寄せてきて気持ち悪い」「気が利きすぎて、恐《こわ》い」ってことに。

若い世代から見たら、真逆の「共感障害」である。

これは「障害」なんて呼んで、特別視している場合じゃないな。と、今は思っている。

いいとか悪いとかではなく、コミュニケーションの共鳴反応が違うだけ。そう見るべきだと。

共鳴反応が弱い者同士は、それなりにコミュニケーションが成立する。要は、共鳴反応に差がある場合だけが問題なのだ。

かつて「一億総中流社会」と言われた昭和の日本は、同じような共鳴反応の者同士が、暗黙の了解でつながっていた。「人種のるつぼ」のお国に比べて、コミュニケーションのギャップに慣れていないのである。

部下と心が通じない。子どもと心が通じない。夫と一緒にいても孤独だ。そんな悩みが、きっと、ひたひたと押し寄せてきているに違いない。

それにね、いつの時代にも、男性と女性の共鳴反応には差がある。

男性と暮らす女性は、いつだって、ちょっと寂しいのである。それを女同士で愚痴りながら、なんとかやり過ごしてきたのである。母の世代も、祖母の世代も、そのまた前も、『源氏物語』の時代にだって。

ところが、共鳴反応が弱い二人では、これが相乗効果によって、強く出やすい。

既婚ぼっち。

そんなワードを、インターネットで見かけるようになった。

ふたりでいても、ひとりでいるより孤独——そういう気持ちを表しているのだという。

心が通じた気がしない。そういうことなんだと思う。

「既婚ぼっち」は、「共感障害」と根底でつながった社会現象ともいえる。

この本で、あなたの寂しさや、イラつきの原因が、明らかにされるかもしれない。一つの職場に長くいられない理由も、家庭内の孤独も。

原因がわかれば、立ち向かうことができる。

私が発見したことを、どうぞ、シェアしてください。

目次

地域差よりもSNS差
人が自分と同じ感覚だと思い込む危険
脳は、世界のすべてを見てはいない
女は男の遺伝子に惚れる
男力を見抜く汎用の認識フレームもある
美男美女の災難
体臭も重要である
カクテルパーティ効果
「世界」は、脳が作っている
人生の「主賓」
わかってもらえないのは、認識フレームが違うから
後ろ向きじゃないのに！
認識フレームが違えば、正義が違う
キャッチフレーズをつけよう
人生の黄金の扉
時代が違えば、人の気持ちも違う

尖った時代、べた甘な時代
大衆全体の認識フレームには周期がある
若者が傷つきやすい時代
人生は認識フレームで出来ている
左利きのお尻には〝くぼ地〟がある？
脳と利き手
逆手使いのアドバンテージ
ものが消える
探していた1ピース
勝ち負けって、なんだろう
それでも、男女は違っている
男女間の「あれ」は通じない
マイノリティの居場所を作る
みんな何かのマイノリティ

第二章　古典的な共感障害――「天才」と「モラハラ」の共感障害

早期療育だけは特別
増え続けている発達障害
ＥＳＤＭを脳科学で考える
「ぎりぎりセーフ」のほうが深刻
「判定」されない共感障害
自閉症スペクトラム
社交的な共感障害者もいる
私が自閉症？
葉を見て、森を見ず
思い返せば問題児
自閉症なのに、コミュニケーションの専門家
見れば、踊れる
自閉症児はミラーニューロンの過活性だった！
記憶の「静止画」、シャッターアイ
素数の匂い？
ＡＤＨＤは自閉症の対極

ADHDの素敵な個性
脳内ホルモンが、脳を動かす
ジェットコースターも怖くない
個性か、成績か
エリートを目指さなければいい
「世間をなめているように見える」を自覚する
共感しないという〝攻撃〟

第三章　進化型共感障害――うなずかない若者たち

共感障害は、社会のありようによって発現する
第三の共感障害
時代が創り出した「進化型共感障害」
1997年、時代の断層
心が通じ合う親子になる秘訣
とはいえ、母はいつでもやり直せる
うなずかない、心が通じない、気が利かない

「話が通じない」の正体

共感障害という謎

序章　「共感障害」という気づき

会議が終わって、一つ上の先輩が、コーヒーカップを片付け始める。

あなたが新人だったら、どうするだろうか。

当然、先輩を手伝い、次からは自分が率先してやるだろう。

しかし、それができない人がいるのである。怠慢ならば、まだいい。心を入れ替えればいいだけのことだ。問題は、「一生懸命で、真摯《しんし》で、一途《いちず》なのにもかかわらず」それができない脳があることだ。

「先輩がカップを片付けている」という事象が、うまく認知できないのである。その風景が網膜（目）には映っているのだが、脳が一連の所作としてつかめていない。街角のカフェで、行き交う車をぼんやりながめているようなものだ。

周りがしていることが、自分の所作に連動しない。「風景」から「先輩の所作」を切り出せない。このため、先輩の所作から、暗黙のうちに学ぶことができないのである。

私が「共感障害」と呼んでいる脳のトラブルの一種である。

たとえば、顧客に見送られて、上司とエレベータに乗るようなとき。一番下っ端《したっぱ》が、いち早く乗ってボタンを押し、上役同士の挨拶《あいさつ》を邪魔しない、なんてことは、言われなくても自然にやれる……と普通は思う。

しかし、共感障害を持つ私の部下は、2年経《た》っても、これがスムーズにできなかった。

あるとき私が「上司と一緒の時は、エレベータにはいち早く乗って、ボタンを押すものよ。私に押させていたら、あなたが恥をかくことになる」と注意したら、「そんなこと、誰も教えてくれなかった」と愕然《がくぜん》としていた。客先の担当者が、何度も彼女の前で、その所作を見せていたのに。

しかしながら、注意した後も、彼女は、それをすることができなかったのである。

あるとき、彼女は、「廊下を歩くときは、黒川さんの後ろに控えているので、エレベータホールで、うまく前に出られない。タイミングがつかめないんです」と言って嘆いた。私は「いやいや、エレベータホールでは、私もお客様もいったん歩みの速度を落とすでしょう。そのタイミングですっと前に出ればいい」と教えた。

しかし、その後も、どこをすり抜ければいいかわからない（黒川さんの右か左か、そこに隙間《すきま》がなかった時は、お客様の側から抜けていいのか否《いな》か）、お客様が笑顔を向けてくれているので、視線を外すタイミングがつかめずボタンが押せない、などなど「障壁」が相次ぎ、とうとう私があきらめてしまった。

普通なら、ほとんど無意識にできることが、頑張っても頑張ってもできない。彼女の一途さを知っているだけに（彼女ができる他のことで、どれだけ誠実に尽くしてくれたかわからない）、私は、ただただかわいそうだった。

これを単なる「気が利《き》かない」「使えない」「頭が悪い」と判断すると、上司とそうした部下の関係は、平行線の一途をたどることになる。

「（当たり前のことなのに）どうして、しないの」と責めたら、「誰も教えてくれなかった」「誰も、僕にやれって言いませんでしたよね？」と言い返してくる。周囲の所作を認知していないので本人にしてみれば青天の霹靂《へきれき》なのである。

できる上司ほど、この口応《くちごた》えにショックを受ける。ここでの部下は「命令がなかった」という事実を確認する質問をしているのだが、上司にしてみれば「言われる筋合いはない」という反抗に聞こえるからだ。

「やる気あるの？」と返せば、黙りこくる。部下の方は、やる気があるからここにきているのに、なぜそんなバカなことを聞かれるのか、意味が分からない。

そのうえ、共感障害があるとうまくうなずけないので、「話、聞いてる？」と、よく言われる。話を聞いていないわけじゃないので、これまた、どう答えたらいいのかよくわからない。

話が、まったく通じていないのである。

脳は、「感じない」ほうが強い。自分はデキると思い込める。認知事象の数が圧倒的に少ないため、「自分がわかっていないことがある、できていないことがある」ことに気づかないからだ。

できないくせに、なぜか自信たっぷりで、「世の中、ちょろい」となめている。あるいは、「世の中、うんざり」と斜めに構えている。共感障害者を部下に持つほど、厄介なことはない。

しかし、一方で、「本人が認知できたこと」には、ひたすら一途に邁進《まいしん》する。

脳の選択肢が多くない分、迷いが少なく、裏がない。「朗らかな共感障害者」は、周囲の気分にいちいち引きずられないので、平常心を失わず、こまごましたことを気にしない。VIPに囲まれても堂々としているし、飛び込み営業ですげなくされても心が折れない。「どうしよう」より「どうにかなる」の方が圧倒的に多い。ムードメーカーに最適なのだ。

「内向的な共感障害者」は、一芸に秀《ひい》で、クリエイティブな領域で役に立つことが多い。ここで言う「一芸」は芸術的な才能だけじゃない。細かいことが気になって仕方ない、同じことを飽きずに延々と続けられる、という特性も含む。職人芸的な領域では、これらの脳の性質も大きな才能なのだ。

あうんの呼吸や、「一を聞いて十を知る」を望みさえしなければ、悪くない部下なのである。「本人の認知範囲内」では、意外に機転が利く。

上司として共感障害のある部下をうまく使うコツは、「暗黙の当たり前」ができないことを、怠慢や傲慢《ごうまん》にすり替えないこと。腹を立てずに、戦略を立ててやることだ。さらに「すべきこと」を絞り込んで、「あれもこれも」を望まない。

共感障害者は、共感障害に理解のある上司によって、才能あるタフなスタッフとして活躍できる可能性がある。一方で、共感障害を知らない上司に、無価値にされてしまうこともある。

あなたの部下は、大丈夫だろうか。

——あなた自身は、大丈夫だろうか。

もっと深刻なケースは、自分の子どもが、あるいは夫や妻や親が共感障害を呈していることだ。

もとより男女の脳や親子の脳は、脳神経信号の特性が大きく異なるため、共感障害でなくても、相手の意図を読み違えることが多い。ましてや、共感障害の家族が相手の場合には「夫（子ども）の気持ちがわからない」「妻（親）にわかってもらえない」と途方に暮れることになる。

私は、男女の脳の違いや親子のそれを乗り越えて理解し合い、互いの脳のパフォーマンスを上げるための本を何冊も生み出してきた。しかし、それをもってしても乗り越えられないケースがあることに気づき、この問題の核が「共感障害」であることに思い至ったのである。

共感障害が学業や社会生活に支障をきたすようになると、発達障害と呼ばれて、なんらかの対策が講じられる。しかし、周囲とぎくしゃくしながらも、なんとか普通に過ごしている人たちは、ただの「できない人」「心のかたくなな人」「頭の悪い人」「無神経な人」と思われて、組織の厄介者になっていく。恋愛や結婚が長続きしないとか、職場を転々とすることも、共感障害を持つ人の特徴でもある。

なぜなら、共感障害は、誤解を生みだすから。その人の誠意や愛や能力が欠如しているように見えるのだ。そう捉《とら》えると、共感障害者と共に暮らす人は苦しい。彼女（彼）に心のエネルギーを吸い取られてしまう。

しかし、一方で、共感障害者も苦しいのである。世の中が、いつも自分に厳しいからだ。なにつけ、思い通りに生きられない。

——共感障害に光を当てなければ、この世の「生きにくさ」を、本当には解決できない。

人工知能研究の一環として、感性の違う脳たちの相互理解を追究し、男女脳論、母子論などを展開してきた私にとって、その奥に潜んでいた深い闇《やみ》＝共感障害を解明することは、重大な使命となった。

男女の違い、年齢の違い、母語の違いを乗り越えてもなお残る、脳のコミュニケーションの歪《ゆが》み。私の研究にとってのラスボス（ゲームの最後に登場する最強の敵）である。

実は、私の周辺でこの共感障害が、この数年で急増している。

私は、感性コミュニケーションの専門家として、企業の社員教育に出向くことも多い。その現場で、ここのところ、とみに増えた質問が、「当然わかって然《しか》るべきことがわからない」「話が通じない」社員への対策についてなのである。上司と部下が異性でこれが起こると、男女問題だと思われているようだ。あるいは、ざっくりと「ゆとり教育の弊害」と片づけられている。

しかし、残念ながら学校教育に、世代ごとの脳神経回路の特性をすっかり変えてしまうほどの影響力はない。脳の感性の領域は、3歳までにその方向性が定まり、8歳までに確定してしまうからだ。8歳は、空間認知と身体制御、さらに言語モデル形成を司《つかさど》る小脳の発達臨界期である。

つまり、学校教育以前の育児の現場に、この原因が潜んでいる。共感障害の原因として、私が考えていることが正しければ（それは本編で解き明かしていく）、今後、共感障害は増える一方である。

怠慢でも傲慢でもないのに、なぜか周囲に「やる気あるの？」「話、聞いてる？」と言われる人は、ぜひ、心を澄まして、一度この本を読んでほしい。

こちらの心が折れてしまうほど使えないと感じる部下をお持ちの上司の方も、ぜひ、この本を読んでほしい。わが子に、その萌芽《ほうが》が見られると感じた方も、ぜひ。


そして本編で詳しく述べるが、実は私自身が共感障害の持ち主なのである。「話、聞いてる？」は、私がよく言われてきたことばである。

この本は共感障害をもつ私が、自戒をこめて書いた対策本なので、かえって共感障害のある人に厳しい論調もあるかもしれないが、その点はご容赦願いたい。

その分、必ず役に立つはず。


共感障害。

今まで、誰も指摘しなかった、脳の状態。

一途で真摯なのに、怠慢で傲慢だと思われてしまう。

その人生を変えるための一冊になることを祈って。

第一章　脳が違えば、見ているものが違う

この章では、この本の主題である共感障害に焦点を絞るために、「そもそも人類が持っている認識ギャップ」について語ろうと思う。

脳が見ているもの、聞いていること、感じていることには、思った以上に個人差がある。感じていることが違えば、言動が違う。

なのに、多くの人は、目の前の人が「自分と同じものを見、聞き、感じている」と思いがちだ。このため、相手が「自分なら、きっと、こうするはず」を外してくると、裏切られた気がして、「ひどい」「愚かだ」と感じてしまうわけ。

まずは、そのことをしっかり理解してほしい。

よくある認識ギャップ

ヒトの脳は、とっさに二手に分かれる。

転びそうになったとき、とっさに左手を出す人と、右手を出す人がいる。

驚いたとき、跳びあがる人と、のけぞる人がいる。

不安を感じたとき、広範囲を眺めて、動くもの・危険なものに瞬時に照準を合わせる人と、近くを万遍なく見て、針の先ほどの変化も見逃さない人がいる。

「右と左」「上（跳びあがる）と下（のけぞる）」「遠くと近く」は、同時にはできないので、脳はいずれかを選ぶことになる。

誰もがいずれも使えるが、「思考する間もない、とっさ」のときには、迷わずに選ぶ側をあらかじめ決めている。そうしないと命が危ないからだ。たとえば、転びそうになったとき、とっさに右手を出すか、左手を出すかを迷ったら、間に合わない。頭や心臓を打つことになってしまう。だから、ヒトには利《き》き手（あらかじめ出すと決めている手）があるのである。

さらに「群れ」や組織においては、とっさの選択が違う人たちが混じる方が、はるかに有利である。

驚いた次の瞬間、跳びあがる人（上体がひょんと上がる人）は高く前のめりの態勢になり、のけぞる人（上体をあおって、後ろに下がる人）は低く退く態勢になる。突然の襲撃を受けたとき、この二者は、とっさに前後に分かれることになる。これに右利きと左利きが混じれば、群れはとっさに面に広がり、全滅を免れる。

違う者同士がペアになれば、あるいはチームを組めば最強である。社会的動物である人類の脳に、自然界がもたらした、素晴らしいシステムなのである。

ところが、とっさに違う行動を取る相手に、人はイラつく。「自分と同じようにしない人（できない人）」を、怠慢で愚かで不誠実だと思い込んでしまうからだ。


たとえば、「跳びあがる」派の剣道の指導者が、「のけぞる」派の生徒を叱《しか》る。「躊《ちゅう》躇《ちょ》なく前へ踏み出せ！　なぜ、ぐずぐずするんだ」と。「のけぞる」派は、前に出るときも、いったんかかとに体重を乗せて、足裏を発射台のように使って前に飛び出す。初動は「跳びあがる」派に劣るが、加速がよく、打突の圧が強いので、十分に結果は出せる。初動が早いに越したことはないから、「躊躇なく前に踏み出す」訓練は無駄じゃないが、完璧《かんぺき》を目指さなくていい。実戦では、「のけぞる」派が創《つく》り出すわずかな間が、相手を翻弄《ほんろう》し、功を奏することもある。

本来ならば指導者がそれを知っているべきなのに、「やればできる」と思い込んでいる指導者だと、何度言ってもできない生徒にイラつき、挙句の果てに「やる気がない」と烙印《らくいん》を押してしまう。

やればできる。

美しいことばだ。誰にでも希望を抱かせる。

しかし、「脳がとっさに選ぶ神経回路」を封じられてしまうと、この生徒は二流にしかなれない。劣等感にさいなまれながら、その道を行くことになる。擬態がうまければ、ある程度のところまではいくが、必ず頭打ちに合うし、のちに故障する可能性も高い。一途《いちず》でやる気満々のコーチが、才能をつぶしてしまうのである。「やればできる」は、「脳のとっさの選択」が違う者同士では、殺人級の危ないことばなのである。

よくある認識ギャップ、対話篇

同じように、問題が起こったとき、「ことのいきさつ」を反すうして根本原因に触れようとする人と、「今できること」に集中する人がいる。

こう書くと、「どちらもチームに必要不可欠」「二人がペアなら最強だ」と、誰でも思うに違いない。

ところが、現実にそうだと、二人はけっこういがみ合うことになる。なぜなら、対話のスタイルが違い、足並みがそろわないから。

「ことのいきさつ」派は、「そう言えば、あのとき、私がこう言ったら、あの人がこう言って……」と、ことのいきさつを語りだす。その記憶の中から、根本原因を探り出すためだ。

ところが、「今できること」派は、現状把握と問題解決を急ぎたいので、「過去のぐだぐだ」を聞いてはいられない。つい「で?」「結論は?」「何が言いたいの?」「きみもこうするべきだった」などと言い出すのである。

なんと、最強のペアが、最悪の対話の相手、なのだ。

特に、子育て中の夫婦は、妻が「ことのいきさつ」回路を、夫が「今できること」回路を選択するケースがほとんどなので（たまに逆転する夫婦もいるが、一緒ということはほぼゼロ。そろってしまうと子育てに死角ができ、危ないからだ）、二人の対話相性は最悪ってことになる（苦笑）。

私はこれまで、このような、脳の機能上生じる想定内の「定型コミュニケーションギャップ」について研究してきて、本も書いてきた。

定型コミュニケーションギャップの特徴は、誰でも使える回路の「とっさの選択」の違いによって生じるトラブルだ。

この本で挑戦するのは、そもそも「出来上がり方の違う脳」の話。

定型コミュニケーションギャップは、説明されれば、相手の気持ちを想像することができる。相手が自分と違う選択をしただけで、「想像もつかない」選択をするわけじゃないから。しかしながら、「違う脳」は、相手の脳内の出来事を、想像することができない。ここでは、そこへメスを入れていく。

定型コミュニケーションギャップの超え方については、ぜひ、他の拙著をご参照願いたい。『妻のトリセツ』や『夫のトリセツ』がおススメである。

「普通」がわからない

還暦を迎えようとしていたある日、私は、二つの大きな衝撃を受けた。

それは、自分が左利きだったことと、自閉症スペクトラムだと知ったこと。59年も生きていて、初めてそれが判明したのである。

ながらく、自分は「普通」だと思って生きてきた。「世の中」とズレているところがあるのはうすうす気づいてはいたものの、「脳の認知傾向」と「身体の制御方式」

が、根本から「世間の普通」と違っていただなんて……！

　そりゃ、世間とすれ違い、なにかと不器用で悪目立ちするわけだ。

　思い返せば、学生時代、目の前のクラスメートが急に怒り出して、「ひどい。あなたとは絶交！」と言われたことが何度かあった。「私、何か悪いことをした？」と聞き返すと、「それが一番腹が立つ」となじられる。この怒り方をする人は、たいていは美人で秀才、クラスの人気者なので、私は、半日くらいはクラス中の女子のひんしゅくを買うことになる。

　私にとっては、青天の霹靂《へきれき》だった。そのクラスメートに対して、何の感慨も持っていなかったので（好意も敵意もなく興味もなかった）、今もって、何に腹を立てられたのかがよくわからない。

　きっと、興味がないということ自体が問題だったのだろう。彼女の話を上の空で聴いているように見えたのかもしれない。あるいは、心ない馬鹿《ばか》正直な発言をしてしまったのかも。

　そもそも、高校時代まで、私は女子トークの構造をよく理解していなかった。「私なんて、ぜんぜんダメだから」と言われたら「そんなことないよ～」と返さなきゃいけない。「たしかにダメだけど、こうすれば大丈夫だよ」なんてアドバイスをしてはいけないのである。

「これするの、たいへんなんだから」と言われたら「ほんっと、○○ちゃんのおかげだよね。ありがとう」と返さなきゃいけない。「たいへんだったら、やめれば？　それはそれで、なんとかなるよ」なんていう発言は、けっして口にしてはいけないのだ。

他の女子たちが、誰に教えられずとも自然に身につけていく、こういう女子トークの定番の応酬モデルが、私にはいっこうに認識できていなかった。のちに述べるが、「典型的な定型」の認識モデルを構築しにくいというのが、自閉症スペクトラムの脳の特徴なのである。

私には、「相手が嫌な顔をした」というのも、よくわからなかった。

相手の表情が曇ったことは理解しているのだが、私自身があまり人に「嫌」という感情を抱かないので、「私の話が理解しにくいのかな」と思ってしまい、相手が不快に思った話を、さらに深掘りしてしまう癖があった。これもまた、嫌われた理由なのだろう。

母はよく、「あなたは、喧嘩《けんか》した翌朝、爽《さわ》やかに『おはよう、お母さん』って笑顔で言うでしょう？　あれは拍子抜けするわ」と言って苦笑いした。母が険しい顔をしていても、昨夜《ゆうべ》の「意見の相違」が原因だなんて思いもよらないので、なんとか明るい気持ちにしてあげようと思って、精いっぱいの笑顔を浮かべたのである。

そもそも、喧嘩をしたとも認識していないし。「私の思い」を母が理解していないようなので、がんばって説明した、としか認識していなかった。

男たちの気持ちがわかる理由

私には、この体験があるから、男性たちの戸惑いがわかる。

女性の愚痴や悩みを真剣に聞いて、有効なアドバイスを短時間で弾《はじ》き出したのに、いきなり「ひどい」と逆ギレされてしまう。自分の何が悪いのか、いっこうにわからない。あまりの急展開にびっくりして、自分の直前の発言さえもうまく思い出せない。理由を聞いても、「何を怒っているのかわからない？　それが一番腹が立つ！」と泣かれたりする。狐《きつね》につままれたような、悪い魔法にかけられてしまったような、エアポケットに落ちてしまったような、あの瞬間……とにかく怖《おそ》ろしい。私は、それを、身をもって知っている。

しかしまぁ、男女の定型の違いは、あまりにも古典的で典型的なので、多くの人が知っている。ある意味、「普通のすれ違い」「普遍のすれ違い」なのである。

ここでの問題は、私のようなケース。「普通」がわからなくて、「みんな」にコミュニケーションストレスを与えてしまうケースだ。

「普通」を知る

「普通」を認知しにくい私が、それでも女子トークに定型があるのを知ったのは、大学時代だった。

私は、長野県生まれで、栃木県育ち。19歳で、奈良女子大学に入学した。私が生まれ育った関東とはまったく違うコミュニケーションの手法を取る関西文化圏である。しかも、学生寮には、関東以西の各県からの入学者が肩寄せ合って暮らしていた。それぞれが持っている「女子トークの定番」があまりにも違い、クラスメートたちがそれを知的に調整し合っていたので、私はそもそも「普通」があるのを学んだのである。

あるとき、北陸出身の友人に「あなたは冷たいと思われるわよ」と忠告された。理由は、私がお菓子を1回しか勧めないからだというのだ。

寮生たちは、郷里から送られてきたお菓子を持ち寄って、よくお茶会をした。たしかに私は、自分のお菓子を人に勧めるとき、1回しか勧めなかった。その場で手に取ってもらえない場合は、そのまま、テーブルの上に置いて、ご自由に、という感じで放置するのだ。

私自身が、勧められたお菓子を手に取らないときは、「今は食べたくない」気分なので、重ねて勧めてほしくないし、テーブルに置かれたお菓子にいつでも「これ、食べていい?」と無邪気に言えたので、当然、友人も同じだと思いこんでいたのである。

しかし、彼女は、「3回勧められて、半ば強要される形で手に取る」のが故郷の習慣なのだと言う。だから、あなたのお菓子は、いつも食べられないのだと。

そうと知って観察していると、お菓子の勧め方と取り方は、地方によってずいぶん違った。私は、3回も勧めるモチベーションがどうにも保てないので、いっそのこと勧めないで「これ、どうぞ」と配ってしまうことにした。食べたくない人は、持って帰ってくれればいい。その後どうしようと、かまわないわけだし。

この「お菓子事件」の後、私は、周囲がどういうコミュニケーションモデルをもっているのかを観察する癖がついた。

そのとき、「私なんて、ぜんぜんダメだから」に「そんなことないよ〜」と答える「普通」があることも知ったのであった。

大阪のいじり

あるとき、私が本気で「私なんて、ぜんぜんダメだから」と言ったとき、大阪出身のクラスメートがにやりと笑った。「それ言われたら、そんなことない、めちゃいいよ、と言うしかないやん。誘導尋問？」

とても知的で素敵なひとだった。クールビューティの彼女にそう切り返されて、私は気がついた。「私なんて」と言ったら、「そんなことない」と答えるべきだったのか……！　愕然《がくぜん》とした。私は今まで、そのトークン（通行証）を渡してこなかった。遮断機が下りてもしかたがなかったのである。

しかも、さらにショックだったのは、私が、たしかに、そのことばを期待していたことだった。あまりに自信がなかったので、少しは励ましてほしかったのである。彼女のことばに、目が覚めた。「そんなことないよ」を期待しているのがばれるとするなら、なんてかっこ悪いことばなんだろう。もう一生使わない！

さらに、大阪女子たちは、そのことばをあまり使わないことにも気がついた。大阪女子は、「それいいね」「かっこいいやん」と声をかけた相手が「いえいえ、ぜんぜん」と引くのを好まない。なぜならば、彼女たちは、盛大に褒めた後、ちょっといじるのである。

「そのセーターいいやん！」「ふわっふわやろ。カシミヤやで」「ふわっふわすぎて、雪だるまかと思ったわ」みたいに。いじるためには、前に出てもらわなきゃならない。

「いえいえ、全然、安物よ」なんて返されたら、いじれないのである。

大阪女子のコミュニケーションマナーは、褒められたら調子に乗る。いじられて、「なんやの、それ」で落とす。伝統の漫才トークそのままの楽しい会話を、大阪女子たちは難なくできる。

京都のはんなり

同じ関西文化圏でも、京都はまた別のマナーである。

京都女子は、はんなりした口を利く。「はんなり」とは、ふんわりとした華やぎを表す京都弁。京都女子を表すのに、この形容詞ほど似合うものはない。ふんわりとした華やいだ表情と口調で、人当たりのいい会話をする。

大阪女子と京都女子は、同じ関西人なのに、女子トークのマナーがまったく違うのである。ある日、京都のクラスメートと大阪のクラスメートが言い争いをしていて、二人して「ちょっと、聞いて〜」と私に声をかけてきた。

聞けば、前日、個人的な用事があって、大阪女子が大学の帰りに京都に行った。帰宅する京都女子と連れ立って、近鉄線に乗って。すると京都女子が「彼が車で迎えに来てるから、送ってあげる」と言ってくれたのだそうだ。大阪女子も一度は「そんなの悪いわ」と断ったのだが、もう一度言われたので、その話に乗った。それがいけなかったのだ。

京都女子は「本気で、彼の車に乗ってくるとは思わなかった」のだそうだ。「そうしてあげたい」という気持ちを伝え、言われた方は、気持ちだけを受け取って、コトは遠慮する（何度勧められても固辞する）。これは、気持ちのやり取りの会話なのだ。もう一つ、京都女子には「改札口には彼がいるから、早めに私からはなれてね（ふたりだけにしてね）」という意図もあったのだと思う。

俗にいう「京都のぶぶづけ」である。京都の人に「ぶぶづけ（お茶漬け）でも」と誘われて、「ほなら」と上がり込むと何も出てこない。そんなのはリップサービスだから乗ってはいけない、そもそも「そろそろ帰ってね」の合図なのだから、という小話。

京都の人の「ぶぶづけでも」を、口先だけと評する向きもあるが、実際に京都の人と付き合ってみると、それは濡《ぬ》れ衣《ぎぬ》だ。真相はちょっと違う。気持ちは本当にあるのである。「できるならば、そうしてあげたい」という気持ち。「彼氏の車に」と誘った彼女も、「車に乗せてあげたいのは山々なのよ、気持ちだけは受け取って」というつもりで、そのセリフを言ったのである。気持ちは確かに差し出したのだ。京都の人は、けっして冷たくなんかない。そのクラスメートも、とても優しい人だったもの。

「デートの邪魔をするなんて～、どうなん」と、翌日、京都女子ははんなりと苦言を呈した。大阪女子も、「なら、なんで、あんなこと言うの？　信じられへん」といじり返した。で、私に「あなたは関東人で第三者だから、大阪が正しいか、京都が正しいのか判断して」と裁定を預けてきたのだった。

私はただただびっくりして、「私だったら、1回も断らずに、ひゃ～助かる～ってその話に乗るかも。この話を聞いておいてよかったわ」と言ったら、京都女子に「あなたには気をつけとこ」と呆《あき》れられ、大阪女子にも笑われた。

こうして、人種（県民）のるつぼにいたおかげで、しかも知的な友人たちが違和感をしっかりと口にして解決しあっていたので、私は、この世に、属する地域や組織ごとの「普通」すなわち「定番」があることを把握できたのである。

育った町でそのまま大人になっていたら、きっと私は、それ以外の土地では「気が利かない人」（21世紀なら「天然」）と呼ばれることになったと思う。

江戸っ子のすかし

しかしながら、私は関東人の「定番」じゃない。本物の（自閉症スペクトラムじゃない）関東人ならどうしただろうか。

関西と同じで、関東もひとくくりにはできない。江戸っ子なら、「一人で行く方が気が楽だから断る」という人が多いかも。関西人は、大阪にしろ京都にしろ、相手の領域に踏み込む、というコミュニケーションスタイルを取る。大阪はからかいで、京都はリップサービスで。しかし、江戸っ子は、相手の領域をなるたけ侵さないように生きている。

就職で東京に出てきたとき、私が最初に驚いたのは、「こんなに人がいるのに、そしてみんなとても早く歩いているのに、人とぶつからない」ことだった。人々が、斜めに身をかわすのがうまいのだ。けれどこれ、欧米の空港などでも感じる。さまざまな文化が交流する場所に起こる現象なのかもしれない。

嫁ぎ先の下町界隈《かいわい》では、まさにこの方式で人々が暮らしていた。生粋の東京人は、傘なんかさしていなくても、狭い通路ですれ違うときは、すっと身体《からだ》を斜めにかわして、相手の心理的領域にさえ自分の肩を入れないようにする。路地で人とすれ違うとき、かなり前から相手が斜めになるので、最初は嫌がられているのかと思ったくらいだ。この「斜めに身をかわす」という感覚が、江戸っ子のコミュニケーション感覚を作っているような気がする。

「すごいね」と褒められても「たいしたことねぇよ」とすかす。人に文句を言うときも「ちょいとよけてくれるかい？　並んで歩いてたんじゃ、始末が悪くてしょうがないよ」と爽やかな言いぶりである。真正面からぶつからずに、斜めにすかす。軽やかで、立ち止まらない。それが江戸の粋《いき》である。

江戸っ子にしてみたら、するつもりもないことを言ってみて、こねくり回すのは野暮なのである。いったん褒めたものを落とす、というのもまわりっくどい。他の土地からやってくると、この街は冷たく感じるのかもしれない。

SNSという共通語

少し昔、ネットコミュニケーションのない時代に、地方から出てきた人は「東京の人は冷たい」とよく口にした。ドラマの登場人物の「東京に負けない」というセリフに、小学生だった私の息子は、「何と戦ってんだよ。勝手に戦うなよ」とつぶやいていたっけ。東京で育ち、東京で暮らす彼にとっては、東京がふるさとなのである。

しかし、最近、そんなセリフをとんと聞かない。人がネットでつながっている時代に、都会の地方出身者はそれほど孤独ではなくなっているらしい。ドラマでも、「都会の片隅で孤独をかみしめる地方出身の若者」という構図はほとんど登場しなくなった。

今、インターネットは世界中の人々をつないでいる。SNSごとのコミュニケーションモデルはあっても、地域差はそんなに感じない。

私は、イタリア人の超天才ライダー、ヴァレンティーノ・ロッシの大ファンなので、バイクレース関連のインスタグラムをフォローしているけれど、相手がどこの人かなんて、まったく問題にならない。ロッシの笑顔や見事なライディングに、みんなで「いいね！」しあって、しあわせになる、という基本姿勢が一緒だからだ。インスタグラムのコミュニケーションモデル（画像＋短い説明文＋ハッシュタグで自己表現して、共感してくれる人とつながる。心に響いた投稿には「いいね！」でエールを送る）は、国を超え、言語を超える。こういうSNSのコミュニケーションモデルが、人のつながり方の規範になってきているのかもしれない。

ツイッターだと炎上する？

先日、若い女友だちのツイッターが炎上したという。手作りハンバーグの写真を投稿したら、「こんなまずそうなハンバーグを食べさせられる旦那《だんな》様がかわいそう」と見知らぬ人に書き込まれて、ちょっとした騒ぎになったのだ。その女友だちがインスタグラムへ同様の投稿をしているのを見ていた私が「インスタグラムのほうは、みんな好意的だったのにね」と言ったら、「ツイッターは、そういう媒体だから」と、そこにいた若い人たちがうなずき合っていた。かつて、「東京はそういうところだから」と地方から来た若い人たちがうなずき合っていたように。

インスタグラムは伝えたい第一属性が画像だけど、ツイッターのそれはことばだ。ロッシの笑顔の画像には「いいね！」を送る以外にないが、「ロッシ、すげえなぁ」ということばには、「でもさぁ、最近」とか「本当にわかって言ってるの？　そのすごさ」とか、ひとこと入れてしまいたくなる何かがある。

写真は「対象の状況」だが、ことばは「投稿者のものの見方」だからなのだろう。インスタグラムの「いいね！」は、ロッシの笑顔や、その瞬間を写し取った投稿者の手腕に対して贈るものだが、ツイッターのコメントは、投稿者の意見に対して送るものだから。

フェイスブックに至っては、伝えたいのは「自分という人物」「ブランド」である。私は、自分が何者かよくわかっていないので、フェイスブックは何年も前に挫折《ざせつ》してしまった。何をどうアップしても、現実の自分から乖離《かいり》していく感じがつらくて。

結局、「今、心の琴線に触れた風景」を写真にとって、「心に浮かんだことば」を添えてインスタグラムに投稿することの積み重ねの方が、私らしい気がする。友人たちのインスタグラムにもそう感じる。日常風景から切り出すワンショットは、彼女たちの優しさや聡明《そうめい》さやセンスの良さを端的に表している。

私はことばの感性の研究をしているのだが、こういうとき、「ことば」という存在の罪を思う。ことばにすればするほど、本当の気持ちから乖離していくという事態がときに起こる。ことばが主体の情報媒体は、常にこのジレンマと共にある。

本だってそうなのだろう。私のここ数十行の文章にだって、「それは違う」と言いたい読者の方はいるはずだ。

私は、本を書きながら、その苦しさを常に思う。ツイッターを愛する人は、私がインスタグラムにあげた軍配に、ざらっとした気持ちになっているのに違いない。男女の脳の違いを諭せば、男女は違わないと信じる人が、早寝を推奨すれば、夜眠れない人が居心地が悪くなる。私の本を無邪気に楽しんでいたのに、小石に躓《つまず》いたような気分になったとしたら、本当に申し訳ない。けれど、私はその苦しさを引き受けて、それでも、自分の世界観を表現する。それが著作だと、私は観念している。読者の方が、そのざらつきをスパイスにして「黒川伊保子」を楽しんでくれていると信じて。

地域差よりもSNS差

今や、コミュニケーションモデルを作っているのはSNSなのだろう。同じSNSの下では、世界中の人が同じマナーで動いている。それぞれのSNSの情報モデルに従って、写真を掲載してエールを送りあったり、意見を述べたり返したりしている。当然、北陸女子も京都女子も大阪女子も同じマナーで動いているはずだ。

大学に入る前に、合格者同士（未来のクラスメート同士）がネットで先に出会う時代である。大学のサークルのSNSを覗《のぞ》いて、そこで交わされる会話を確認してから、サークルの扉をたたく。母校の学生寮も、4人部屋から個室になって久しい。今さら、お茶会をして初めて、地方ごとのコミュニケーションギャップに驚くなんてことはないのに違いない。

となると、「東京人はすかしていて冷たい」と久しく言われないように、北陸女子は、もうお菓子を3回も遠慮しないのだろうか。京都女子と大阪女子は、もう喧嘩をしないのだろうか。

コミュニケーション上のズレや誤解は、たしかにないほうが世の中は平和なのだろうけれど、京都女子のあの高貴な感じがなくなるなんてつまらない。大阪女子の、どんな話にもオチがなければ気が済まないところも大好きなのに。誰もが爽やかに自己表現して、「いいね」とうなずきあって、いい距離感で生きていくなんて、なんだか、世の中がつまらなくなってしまったような気がする。そんなの郷愁だろうか？

――いや、これは、実は深刻な問題を孕《はら》んでいるのである。

人が自分と同じ感覚だと思い込む危険

人々のコミュニケーションが一様になってしまうと、「人は必ずしもみな同じ感じ方をするとは限らない。感じ方が違えば、正解も違う。大多数の人にとっての正解が、ある人にとっては不正解ということもありうる」という真実に、なかなか気づけなくなってしまうのである。

私が、大学時代に学友の多様性にもまれて、それに気づけたのは幸いだった。コミュニケーションマナーが違うということだけじゃない。40年前、大阪の靴売り場には、東京では決して見ない、黄色やピンクやメロングリーンのような鮮やかな色の靴が並んでいた。ヒョウ柄のファッションアイテムは必ず見つけることができた。オシャレのセンスがまったく違うのである。

まさに、カルチャーショック。土地が違えば、感じ方が違う。感じ方が違えば、正解も違うのだ、ということを、私は思い知った。

違うから、用心する。違うから、腹を立てる前にいったん考える。違うから、楽しい。違うから、「自分」が見えてくる……。

しかし、「一見、違いのないコミュニケーションマナー」の世界に生きていると、なんとなくみんなが同じことを感じているような気がして、ひょんなことで露呈したちょっとした違いにショックを受けることになる。

些細《ささい》なことで過剰反応が起こるというネットコミュニケーションの性質は、人間関係にリアルの後ろ盾がないことだけでなく、そうしたことも原因となっているのではないだろうか。

今はまだ、外国に行ったり、外国の人と触れ合ったりすると、カルチャーショックを受ける。海外に出ることで、見聞を広められる。しかし、ＡＩが自動通訳をしてくれるようになり、同じ電子ツールを使うようになれば、いつか世界も一様のコミュニケーションマナーで覆《おお》いつくされる。が、その下で、個々の脳が、同じ風景の中から違うものを見て、違う意味で同じ表現を使っていくのである。

ある日、わかりあえていると信じていた相手が、まったく別の感性の持ち主だったことを知る。怖ろしすぎる。まぁ、男と女の間には、よくあることだけどね。

脳は、世界のすべてを見てはいない

「脳の認識傾向」が違えば、ものの見方も違ってくる。

そもそも脳は、この世のすべてを認知してなんかいられない。電車で目の前に立った人の、服のボタンの糸の色まで気になっていたら、「必要なものを、必要な時に、とっさに認知する」ことがかなわない。降車駅を見逃して、降りそこねてしまう。

このため、脳は、生まれつきの資質と経験によって、「とっさに認知するもの」を決めていくのである。

私は、とっさに使う「認知の枠組み」（感じとる点の組合せ）を認識フレームと呼んでいる。人は、いくつもの認識フレームを持っていて、それを時と場合によって使い分けている。

認識フレームには、潜在意識のそれと、顕在意識のそれがある。

たとえば、ある女性が「恋人候補の男性」を見分けるとき、顕在意識の認識フレームでは「学歴、収入、身長」を気にし、潜在意識の認識フレームでは「眉毛《まゆげ》の生え方、声の甘さ」に反応したりする。

別の女性は、顕在意識で「お金の使い方がスマート、ユーモアがある」を探し、潜在意識では「胸板が厚い、笑顔が素敵」に反応する。

この二人の間では、「あの人、いいと思わない？」が通じないし、それでいいのである。それぞれが、平和裏に「世界一」と思う相手と結婚できるのだから。

脳の中には、膨大な数の認識フレームが入っていて、同じシチュエーションでいつも同じものを使うとは限らない。そもそも「同じシチュエーション」のくくり方が、顕在意識で考えるそれと、潜在意識のとっさの判断とでずれることがあり、ホルモンバランスによっても、ばらつく。ときには潜在意識と顕在意識のそれが競合干渉を起こして、自己矛盾が生じることもある。「どうして、この人に惚《ほ》れちゃったのかしら」というケースがそれ（微笑）。脳科学上は、これこそ、遺伝子レベルの深い認識フレームが発動したケースで、その人とは生殖相性が抜群にいいはずである。

とはいえ、人は、無数の認識フレームを気まぐれに使っているわけじゃない。過去に惚れた異性を脳の中で並べてみればいい。何らかの共通点があるはずである。

そんな話をしたら、「あ！　ありました！　全員、つむじのかたちが一緒だった！」と言った女性がいる。「みごとに一緒だわ〜」としみじみ感動している彼女の隣で、私は過去の恋人たちのつむじのかたちを思い出せもしなかった。つむじは、私の男性認識用の認識フレームには含まれていない。一方で、彼女にとってつむじは、欠かせない認識点、しかも潜在意識の認識フレームのそれなのである。

女は男の遺伝子に惚れる

よくよく考えてみたら、つむじは、毛髪の生え方を象徴する特異点である。胎内の身体形成時の特性の一つを顕《あらわ》しており、遺伝子情報の表出点であるという見方ができる。彼女は、きっと、異性の遺伝子のありようを、つむじから読み取っているのに違いない。

そういう意味では、末端の駆動部＝手指も、脳の生まれつきの特性を表出する部位である。左利き・右利き、薬指外旋型（ものをつかむときに、初動で薬指を小指側に旋回させるタイプ）・薬指内旋型（薬指を中指側に旋回させて使うタイプ）・人差し指外旋型（人差し指を親指側に旋回させて使うタイプ）・人差し指内旋型（人差し指を中指側に旋回させて使うタイプ）などなど、指には、生まれつき持っている脳と身体の特性が現れる。男性の指にこだわる女性が多いのも、おおいにうなずける。

そして、認識フレームの適正値も人によって大きく違う。手指のかたちと動きに注目するという認識点が一緒でも、好き嫌いが大きく分かれるのである。

節くれだった武骨な手が好きな人もいれば、すんなりとしたスマートな手がたまらないという人もいる。手のひらは肉厚だけど、指の関節が目立たず、すんなりして見える大きな手が好き、とかね。女性たちに好みの手を語らせたら、意外に千差万別なのだ。

このように、「遺伝子のありよう」認識フレームに関して言えば、女性たちの好みは十人十色。認識フレームも違えば、その適正値も大きく違う。男性が想像するような「モテの正解」というのは、案外ないのである。99人の女性に愛されなくても、1人の女性に「あなたしかいない」と熱愛されるケースもあり、そういう彼女の選択満足度は半端《はんぱ》なく高い。100人にそこそこ愛されるより、うんと幸せだと思う。モテないと思っている男子にこそ、そのチャンスがある。めげずに、「100人に1人」に出逢《であ》ってほしい。

男力を見抜く汎用《はんよう》の認識フレームもある

一方で、甘く響く声、胸板が厚い、背が高いなど、多くの女性たちが共通して持っている認識点と属性値がある。

これは、思春期の生活環境のよさを伝える情報だ。男性ホルモンの分泌量《ぶんぴつりょう》が増えるのは10代の半ば。そのおかげで、声帯が太くなって声変りが起こり、生殖器官が成熟する。同じころ、身長の伸びの最盛期に入る。

太くて甘い声や、胸板が厚く、背が高いという男らしい骨格は、この思春期に、比較的栄養状態がよく、眠りの質がよく、男性ホルモンの分泌が順調だったことを表している。それはとりもなおさず、生殖能力の高さと、ある意味の頭のよさを示しているのだ。この年齢のときに、生殖能力と脳の進化が著しいからである。

ただし、体格には遺伝もあるので、そうでない人の中にも、生殖能力が高く、頭のよい人はいる。俊敏でパワーがあり、いっそ目立つ活躍をし、出世したりする。そういう男子がたまらないという女子ももちろんいる。

美男美女の災難

とはいえ、やはり、韓流スターのヒョンビンのような容姿には、どうしたって女性たちはうっとりせずにはいられない。「男子として出来がいい」証明書が歩いているようなものだから。

恋の認識フレームには、こういう女性共通の汎用のものと、それぞれの女子に特有の遺伝子由来のものとがある。しかし、最後に勝つのは、後者である。

となると、女性共通の定番フレームにぴったりのイケメンは、案外、恋に恵まれないのかもしれない。遺伝子相性が合わない女性も、無駄に押し寄せるからね。どんなに素敵に見えても、遺伝子由来の相性が悪ければ、女性はぴんと来ない。「あなたじゃなかった」と去っていく。容姿が期待させた分、がっかり度合いが大きいので、「案外、つまらない人ね」なんて言われちゃったりして。まったくの濡れ衣だ。

そこそこの容姿で、遺伝子相性のいい相手にだけ見つけてもらえるのが、本当のしあわせ。美男美女なんて、ほんと、かわいそう。

ちなみに、男性のほうは、エストロゲン（排卵をほう助する女性ホルモン）の分泌がいい女性の形状に反応する。エストロゲンは妊娠を前提に分泌されるホルモンなので、分泌に伴って身体は、来《きた》る妊娠に備えて水分や脂肪分をキープしようとする。それが、豊かなバストとヒップを作るのである。おなかは赤ちゃんの収納場所なので、脂肪がつきにくい。つまり、メリハリボディは妊娠に適していることを表す情報の一つになる。

女性たちがやっきになって、そういうビジュアルを目指すのも、男性たちが、そういうビジュアルに惹《ひ》かれてしまうのも、脳の潜在意識の認識フレームがなせる業なのだろう。

体臭も重要である

認識フレームの認識点は、視覚のそれだけじゃない。嗅覚《きゅうかく》や聴覚、触覚や味覚のそれもある。

たとえば、異性の認識フレームでは、匂《にお》いも重要なアイテムの一つ。生物の体臭に含まれているフェロモンと呼ばれる匂い物質は、その匂いの種類が、免疫《めんえき》抗体の遺伝子の型と関連していると言われている。免疫とは、生体の外界刺激に対する反応モデル。つまり、生物は、体臭によって、「生体としての強さの種類」を伝えているのである。

個体ごとに、強さの種類が違う。したがって、欲しい強さも違う。自分にない強さに、人は惹かれるのである。

免疫のタイプが違えば、外界刺激に対する反応も違う。寒さ暑さ、食べ物、性格などにも傾向が出てくるはずだ。つまり、外界刺激に対する反応が違う者同士が、恋に落ちることになる。

結果、寒さに弱い人は、寒さに強い異性に惚れ、寝つきの悪い人は、寝つきのいい人に惚れる。せっかちはおっとりに、几帳面《きちょうめん》はおおざっぱに。できるだけ豊かな遺伝子セットを子孫に伝えるための生き物の基本の仕組みだ。

だから、惚れ合った者同士のエアコンの快適温度は一致しないのである。

匂いだけでなく、見た目や、皮膚の触感や所作など、あらゆる五感情報が、認識フレームを構成している。

もちろん、異性を見抜くだけじゃない。ヒトは、あらゆることを、認識フレームで認識していく。

たとえば、多くの人の脳の中にある「駅」の認識フレームには、改札口、券売機、ホーム、行先表示板、構内アナウンスがあるはずだ。これだけあれば、初めての駅でも、目的の列車に乗っていける。食べ物もことばも違う、遠くはるかな外国でも。

カクテルパーティ効果

構内アナウンスと言えば、駅の雑踏音の中で、さまざまなアナウンスをぼんやりと聞き流していても、「お目当ての駅名や列車名」が告げられるとはっとして聞き取れるものだ。

認知学で、カクテルパーティ効果と呼ばれる脳の聴覚野の働きである。カクテルパーティのような「ざわざわ」と聞こえる人の声の波の中で、その総体音量よりはるかに小さい音量で名前を呼ばれても、人は気づく。

カクテルパーティや駅の雑踏の中では、数多くのことばが耳に飛び込んでくる。周囲にいる人たちの様々な会話や、他の番線のアナウンスをすべて顕在意識に伝えていたら混乱してしまうので、脳はそんなことはしない。周囲のことばをいちいち音声認識せず、「ざわざわ」という音にまとめてしまう。そうしておいて、「自分の名前」「自分の乗る列車名」など、自分の認識フレームにはまる音声だけに反応して、顕在意識にあげるのである。

視覚でも、カクテルパーティ効果はある。

運動会では、何十人もの子どもたちの中にいるのに、一瞬でわが子がわかる。待ち合わせ場所にやってきた、交差点の人ごみの中の恋人を一瞬で見分けることができる。猫好きなら、猫グッズは、目の端でキャッチしてもロックオンしてしまう。

海を眺めても、山を眺めても、人それぞれの感動ポイントがある。認識フレームが発動しなければ、目の前にあるのは、ただの光景である。「空と山の境界線がなんて美しいの」「若葉の緑が清々《すがすが》しい」などと感じて、それは初めて風景になり、思いと重なれば情景となる。

「世界」は、脳が作っている

そう、認識フレームこそが、「世の中」や「世間」を切り出し、「世界」を作っているのである。

目の前に広がった光景には、ありとあらゆるものが詰まっている。耳に入ってくる情報にも、鼻から入ってくる情報にも。その中から、人は自らの認識フレームに適合する何かを選び出し、いくつかの認識アイテムを組み合わせて「世の中」を作りだすのだ。

したがって、同じシーンの中にいても、「世の中」は、誰にとっても同じじゃない。ネガティブフレームばかりを使う人にとっては「世の中は疲れることばかり」だし、ポジティブフレームばかりを使う人にとっては「今日もいいことがありそう」な気配に満ちている。

当然、ネガティブフレームは、無駄に作らないほうがいい。

人生の「主賓」

「世の中」は「自分が周りにどう見られているか」で作られているのではないのだ。「自分が周りをどう見ているか」で作られているのである。

世間が厳しいと感じるなら、それは、自分が世界を見る目が尖《とが》っているせいである。そのことに気づいたときから、世間は優しくなる。

こう考えてみてほしい。人生は、ミュージカルの舞台なのだ、と。ただし、あなたは、主役じゃない。主賓なのだ。人生は、VIPシートに座って、舞台を悠々と眺めているほうなのである。誰かに尖ったことばを投げかけられても、「ミュージカルのワンシーンのようだ」と思えばいい。認識フレームが「追い詰められる」系から、「それもまたドラマ」系に変わる。

失敗して追い詰められても「ゲームのワンシーンのようだ」と思えばいい。巻き返すために走り出すのも、ゲームの醍醐《だいご》味《み》である。

自分が人生の主役だと思うから、世間に呑《の》み込まれる。もちろん、人生は、あなたのために用意された舞台。ただし、主賓としてのあなたを楽しませるために用意された舞台なのである。実際の舞台と違うのは、ときどき、舞台進行のとばっちりを受けて、痛い思いをすることもあるということ。

脳が感じたように、世界はできている。脳が違えば、世界も違う。あなたは、どんな世界を見たいのだろうか。わが子にどんな世界を見せたいのだろうか。

変えるのは世界のほうじゃなく、脳のほうである。

わかってもらえないのは、認識フレームが違うから

思考スタイルを作り出す認識フレームには、大きく分けて2通りある。ゴール指向とプロセス指向である。

ゴール指向のとき、人は結論を急ぎ、問題解決を旨《むね》としている。プロセス指向のとき、人は経緯を知りたがり（あるいは自分の経緯を語りたがり）、共感を旨としている。

人は、どちらの認識フレームも持っていて、どちらも使えるのだが、情がからむ会話においては、男性はゴール指向を、女性はプロセス指向を使う傾向が強い。

先日、女性活躍推進のシンポジウムに伺ったときのこと。

ある分科会のテーマは、「なぜ、わかってもらえないのか」。

そこでは、企業の女性リーダーたちが、上司とのコミュニケーションギャップに悩んでいた。たとえば、自分たちのチームの切なる事情を話しているのに、男性上司が「何が言いたいの?」「結局、何がしたいんだ」「じゃ、やり方を変えれば?」と返してくる。私たちが欲しいのは、そんなことばじゃないのに、と。

私には、女性リーダーたちの気持ちが痛いほどわかる。

——自分のチームが疲弊している。不測の事態が続いた上に、客のわがままに翻弄《ほんろう》されて、ここのところ残業も多かった。中には、子育て中のメンバーもいて、家庭生活でも追い詰められている。このあたりで、チームに休暇を取らせてやりたい。ついては、直近の成果目標を少し下方修正したい。

そんなとき、女性リーダーは、まずチームに起こった事情を切々と訴える。なのに、男性上司は「で、何がしたいんだ」なんて切り返してくる。結論まで待てないのである。部下たちのために立ち上がった女性リーダーは、気持ちがわかってもらえなくて絶望する。

こんなシーンにおいて、女性リーダーは、プロセス指向の認識フレームを使っている。経緯を語らなければ真実は伝わらないと、脳が感じているのである。この思考スタイルのゴールは共感してもらうこと。

彼女が望む展開は、上司が親身に話を聞いて、「そりゃ、大変だったなぁ」と共感してくれること。そうすれば、休暇や目標修正を言い出しやすい。できれば上司の方から「そろそろ休みを取ったらどうか」と言ってくれたら嬉《うれ》しい。

一方の男性上司は、ゴール指向の認識フレームを使っている。まず結論を知りたいのである。この話がどこへ向かうのかが、気になって仕方ない。しかも、この思考スタイルのゴールは、問題解決なのだ。

女性リーダーの切なる訴えを聞いて、彼は当然、問題解決を試みる。「客先にこんな無理を言われて……」なんて言い出せば、「もっと早い段階で意思の疎通《そつう》を図るべきだったな」なんて、アドバイスを打ち返す。

後ろ向きじゃないのに！

事情に心を寄せてもらおうとしている女性リーダーからすれば、文句をつけてきて、話の揚げ足を取っているように感じるので、不本意ながら「だって」「でも」を繰り返すことになる。

後ろ向きの気持ちは一切ないのに、ゴール指向の会話に巻き込まれると、プロセス指向の会話は、後ろ向きに聞こえる展開になってしまうのである。

あげく、休暇が欲しいなんて、なぜ言える？

女性たちは、気持ちが伝わらないことに、深く絶望してしまう。

一方の男性上司にしてみれば、愚痴を垂れ流し、アドバイスをかたくなに受け入れない態度にあきれはて、「女は使えない」と感じてしまうのである。

認識フレームが違えば、正義が違う

この対話のすれ違いは、夫婦間でもよく起こる。妻は「気持ちを聞いてもらい、ねぎらってもらいたい」のに、夫はいちいち問題解決を口にして、妻を絶望させる。

PTAで起こったうんざりするあれこれを語る妻は、ねぎらいの言葉を求めている。「そりゃ大変な一日だったなぁ。しかし、あれだね、きみがいなければPTAは崩壊するよな」みたいな。こんなねぎらいさえあれば、今日一日が無駄にならなかったと思えるからだ。

しかし、たいていの夫は「そんなに嫌なら辞めればいい」だの「役員なんて引き受けなきゃよかったんだよ」なんて一刀両断にする。それができれば、とっくにしている。妻は絶望して「もういい！」とキレる。夫は、「女は感情的でバカだなぁ」とまとめる。

こうして書いているだけでも、私は悲しい。どちらも真実を求め、正義と誠意をもって対処しているのに、相手にそれがないように感じてしまうのだもの。

認識フレームが異なる、というのは、かくも深刻なことなのだ。

男女のみならず、母語によっても認識フレームは大いに違う。宗教はその最たるケースだ。国と国の対立がけっして終結しないのは、違う認識フレームで正義を語っているからである。

脳の認識フレームの違いの研究に、世界中で取り組むべきなのではないだろうか。世界を真に平和にするには、それしかないと私は信じる。

キャッチフレーズをつけよう

さて、くだんの女性活躍推進シンポジウムである。

分科会の女性リーダーたちの気持ちは痛いほどわかるのだけど、私はあえて、きついアドバイスをした。「気持ちなんかどうでもいいじゃないですか。結論から言えばいい」と。

その場にいた女性たちの顔が一様にゆがむのを見て、私はこう続けた。「でもね、結論から言うと、違うと感じるのでしょう？　いきなり、チームに休みをくださいと言ったら、まるで、自分たちの労働意欲が低いみたいに聞こえるような気がして」

彼女たちは、そうそう！　と強くうなずいた。プロセス指向の認識フレームの使い手にとって、結論から言うのは、本当につらい。大事なことが何も伝わらないからだ。――それでも。それでもやっぱり、結論から言わなくてはならないのである。相手が、ゴール指向の認識フレームの持ち主の場合は。

しかし、工夫のしようもある。私なら、「部長、うちのチームの意欲向上と顧客満足度向上のために休暇を取らせ、目標を下方修正します」と宣言する。「うちのチームの意欲向上と顧客満足度向上のために」と言うのがミソ。ポジティブなキャッチフレーズを付けるのである。一見、ネガティブに見えても、ビジネスの「提案」の先には、必ず「改善」があるはずだ。それを先にことばにするのだ。

自分自身のことに使ってもいい。「家族みんなの幸せのために、今夜、お母さんは夕飯を作りません！」とかね。

すると、ゴール指向者たちは、「え？　何だって？　どうしたの？」などと聞き返してくる。そうしたら、「いや、部長、チームの疲労度が半端ないんです。こんなことがあって、あんなことがあって……」と言えばいい。「お母さんはもう爆発寸前。これ以上家事をしたら、うきーってなっちゃうので、もうしない。みんなでなんとかして」とかね。

「どうしたの？」と言わせたら、こっちの勝ちである。思いっきり、事情をぶつけていい。ゴール指向者は、結論がわかっていさえすれば、話の腰を折ってこないからだ。ときには、いきなり「そうだな。最近、大変だったものな」なんて返されて、不発弾のまま目的を達してしまうこともあるが、それはそれで、めでたしめでたし。どうしても全部言ってやりたかったら、「どんなに大変だったか、全部聞いてくださいよ～」と言って、結局、聞かせてやってもいい。

まず事情を語って、気持ちをわかってもらって、それから「休みを取ったらどうか」「僕がやるから座ってなさい」と言ってもらうことなんて、期待しても無駄。認識フレームが違うのだから。

人生の黄金の扉

「わかってもらいたい」「わかってあげたい」「わかりあう」ということばは、美しい。そこに愛があることを示す、人間関係の究極の理想だ。

しかし、脳の認識フレームの差異を知ってしまうと、それは本当に難しいことがわかる。認識フレームの似たもの同士だけが、その感覚を分かち合える。

だが、男女の恋愛で言えば、前述のとおり、認識フレームの違う者同士が惚れ合うのである。

夫婦というのは、認識フレームの違う者同士が恋に落ちて結びつき、日々の暮らしの中で喧嘩《けんか》したり泣いたりしながら、少しずつ同じ認識フレームを増やしていって、やがてあうんの呼吸を生み出すものなのだろう。

「わかりあえること」を人間関係の目的にしてしまうと、世間は、本当に厳しいものとなる。それをあきらめて、「相手の認識フレームを知って、うまくやる」と決めたら、意外と楽な道なのである。相手は「わかりあえてる〜」と思い込んでくれて、「きみしかいない」となついてくれる。「きみしかいない」と言われれば、存在価値を「わかってくれたこと」になり、切々と語りたかった「気持ち」なんて、どうでもよくなる。ほんとです。

ひたすら、相手のわかりやすいようにコミュニケーションをすれば、結果、こっちの思い通りになる、ということだ。「気持ちをわかってほしい」を捨てれば、人生の黄金の扉が開かれる。「存在価値をわかってもらう」というワンステージ上の満足を手に入れられる。

大人にとって、ことばとは、自分の気持ちを垂れ流すためにあるのではない。相手の気持ちを汲《く》んで、相手の心を動かすためにあるのである。

時代が違えば、人の気持ちも違う

さて、私は、時代によって変わる「大衆全体の認識フレーム」の存在にも気づいている。

2003年ごろ、街を走る車は、ほぼ曲線で出来ていた。コロッと丸くて、お菓子やフルーツのようなキュートなカラーに塗られた小型車が街を席巻していたのだ。高級車は、どれも、グラマラス曲線満載（この時期の売れ線の高級車に、直線はどこにも見当たらない）。複雑な曲線で車体が彩《いろど》られており、ライトはきらびやかな異形で、フロントには凹凸や派手な装飾があった。グラマラスが強調されすぎて、どの車も、ある意味似て見えてしまったほどだ。

実は、車には、直線を多用したシャープな印象のデザインが流行《はや》る時代（直近では1970年代後半から1980年代）と、曲線を多用したグラマラスな印象のデザインが流行る時代（直近では2000年代から2010年代前半）が交互にやってくる。

２０００年代は、大衆全体の「車を気持ちいいと感じる認識フレーム」の曲線指向がとても高かったのである。

一方で、30年ほど前のスカイラインやセリカやソアラのような、長方形の車たちを思い出してほしい。80年代、ボルボも思いっきり四角かった。あの時代、大衆全体の「車を気持ちいいと感じる認識フレーム」の直線指向が究極に高まっていたのである。

尖った時代、べた甘な時代

１９８０年代、女性たちのファッションも、横長の直線で出来ていた。肩パッドで肩を横に拡張し、ワンレングスという横にぷっつりと切りそろえた髪型を好んだ。眉もアイラインも、一直線。

２０００年代、車が複雑な曲線で囲まれていた時代には、女性たちのファッションも曲線満載である。フリルにギャザーにリボンにヒョウ柄、くるりんまつ毛に跳ねヘア。

１９８０年代は、人々の意識も、口から出ることばも一直線に尖っていた。「エリートが正しい」と言われる時代。スターはスター然としていたし、女の子たちは、恋人の条件として三高（高学歴、高身長、高収入）を堂々と口にした。歌謡曲は、不倫や不良の歌の全盛期。「誰かに盗《と》られるくらいなら、あなたを殺していいですか」である。

2000年代は、人々の気持ちが丸くべたついていた。「誰もがオンリーワン」と言われる時代。普通っぽいアイドルが群れて踊り、おばかタレントが割り算を間違って、もてはやされた。歌謡曲は、さくらの歌がなぜか相次ぎ、人生や絆《きずな》を歌う歌の全盛期。その果てに「トイレの神様」で人々が泣いた。

時代によって、大衆全体が使う認識フレームのセットが、こんなにも違っているのだ。

1980年代、あんなにかっこいいと思っていた、ワンレン・ボディコン・肩パッドが、2017年のバブリーダンスでは冗談にしかならない。おそらく、20年後には、つけまつ毛とビスチェスタイルのふりふりワンピースが冗談になるのだろう。

こういう大衆全体の認識フレームの変化を見抜くことが、事業家やデザイナーには不可欠なセンスになる。

大衆全体の認識フレームには周期がある

2019年現在、車は、末端が尖っている。お尻《しり》がきゅっと上がり、ライトはつり目である。今後、箱型デザインに向けて、変容を続けることが予測できる。2027年を超えると、車はかなり長方形に見えるはずだ。

（右の3行は、2019年の元本に書いた文章だが2022年現在、車のデザインには横長の直線が見られるようになっている。箱型へ、もう一歩近づいている感じだ）。

これに先行して、アイライナーの売り上げが、つけまつ毛の売り上げを凌駕《りょうが》した。女性たちのファッションも直線に向けて邁進《まいしん》中である。

流行は、立ち止まらない。世の中が曲線で埋まれば、直線が現れだす。実は、この大衆全体の認識フレームの変化には、明確な周期がある。対極の事象が徐々に増え始めて、14年も経《た》てば世の中の事象が逆転し、28年後にピークを迎え、また逆の旅が始まる。そうして、56年後に、元の位置に戻ってくる。

いつの年を基軸にしても、28年後は対極の感性の時代、56年後は同じ感性の時代になる。

若者が傷つきやすい時代

1988年、リゲインのキャッチフレーズ「24時間、戦えますか？」が注目を浴びた。今の人たちは「ブラック〜」と笑うけれど、あの時代、あれはけっこうマジだったのである。

あのころ、いつまでも電気が消えない会社で、次々と新しいことに挑戦していくのは、「文化祭準備の夜」みたいな高揚感があったのだ。「叱《しか》られても叱られても、挑戦していく」というのが楽しかった。一人一人の気持ちが強かったというわけではない。大衆全体の認識フレームが尖っていて、上昇志向に満ちていたのだ。その時代の風の中でしか、その時代の若者の気持ちはわからない。

リゲインＣＭから28年後（対極の年）の２０１６年、「働き方改革」が世の中を席巻する。同年、ヤフー株式会社が週休3日制の導入検討を発表。仕事に対する果敢さを、56年で一番失う年。逆に言えば、56年で一番暮らしや人生を大切に思う年。それが２０１６年であった。

この時代の認識フレームでは、戦うのが苦しく、叱られるのが恐ろしく、拘束されるのが辛《つら》い。そんな時代に、若い人たちを、１９８０年代のように働かせるのは酷である。

２０１８年に噴出したスポーツ界のパワハラ問題も、根は同じだ。１９８０年代に、30〜40代の指導者だった団塊の世代が、今は協会の重鎮になっている。かつて熱血指導で使ったことばを使うと、世間はショックを受ける。

「今の若者は」「俺たちの時代は」と言っても無駄である。時代は、人々の認識フレームが作りだすもの。人を導くリーダーたるもの、今の大衆全体の認識フレームに合わせて、メッセージを発しなければならない。

人生は認識フレームで出来ている

認識フレームが違えば、人の気持ちは、こんなにも違う。ならば、どんな認識フレームのセットを持っているかで、性格が決まり、人生の質が決まる。認識フレームは、生まれつき持っているものと、経験によって形成されるものがあり、そのいずれにも、常に表出しているものと、特定のホルモンバランスのときに表出するものがあり、その上、時代にも左右される。

私は息子を育てるとき、自分の認識フレームが、刻印のように、彼の認識フレームを形成するのを感じてきた。だから、どんなときにも、好奇心に溢《あふ》れ、前向きで、ユーモアとエスプリに満ちた認識フレームを使うようにしようと決心した。もちろん、感情的になって、そうなれないこともたくさんあったけど、一日を丸々ネガティブフレームでつぶすことだけは、けっしてしなかった。

意識すれば、いくばくかのネガティブフレームを止めることができる。私が「どうせ」を口癖にすれば、子どもは、試す前にあきらめる認識フレームを持ってしまう。私が人の悪口を重ねれば、子どもは、「世間は、とかく他人を悪く見るものだ」と思ってしまう。だからそれをしない。

「本を楽しげに読む」という姿も、彼に「読書とは楽しいものである」という認識フレームを作るために意図的に見せた。

成績よりも、「知の発見」を楽しんでもらいたかったから、早め早めに、要領よく何かを教えることには慎重だった。知に出逢う瞬間のドラマを、先に記号や法則で知らされるほど興ざめなものはない。学校の授業の前に、塾でそれを知ってるなんて、退屈でかわいそう。知に出逢う好奇心ごと、失うのではないか、と。

数も教わらないで小学校に入ったうちの息子は、「算数の時間に、嬉しそうに数を数え、そうきたか〜とにこにこしながら計算問題を解く」と先生に言われた。

ある日、笑いながら家に帰ってきて、「ママ、7と8を足すと15になるって知った〜（ぷぷぷ）」と嬉しそうに教えてくれた。私はもらい笑いをしながら「30年ほど前から知ってたけど、それが何か？」と尋ねたら、「7も8も半端な数字じゃん。しかも、半端さの匂いが違う。なのに足したらまとまった数になっちゃって、おかしすぎる〜」のだそうな。

彼は、溢れる好奇心と面白がるセンスで、理系の道をぐんぐん進み、大学院まで行って物理学を修めた。自動車の設計技師を経て、現在はコンサルタントの卵だが、クライアントの事業を溢れる好奇心で受け止めて、アイデアをいくつも思いつく。小学校1年生のときに培《つちか》った認識フレームが、大人になった今でも瑞々《みずみず》しく発動するのを目撃すると、本当に嬉しくなってしまう。

一方で、「知の楽しさ」を追求しすぎて、偏差値はさほど高くなかった。世の中、四の五の言わずに暗記しなきゃいけない局面もある。受験生になっても、時間がかかってしょうがない。「これはもう、公式として覚えちゃってよ」と何度言っても、彼は承服しないのである。受験生としては、要領が悪すぎた。そこは母親として反省する点である。

まぁしかし、子育てなんてそんなものだ。与えるものと、失うもののセットでできている。誰もが子に「完璧《かんぺき》」はあげられない。脳は、全機能を同時に使える装置じゃないからだ。選択的に、どこかを使う。Aというエリアを伸ばせば、Bというエリアは退化する。そういう装置なのだから。

左利《き》きのお尻には〝くぼ地〟がある？

さて、この章の冒頭で述べたように、60歳直近になってから、私は、自分が左利きなのを知った。

スポーツトレーナーの山本裕司先生に指摘されたのだ。黒川さんの利き目は左ですね、仙骨のかたちも左利きの方によく見られるそれだし、と。

仙骨は、腰椎《ようつい》と尾骨をつなぐ三角形の骨だ。外から見ると「お尻の始まるところ」。仙骨は、お尻の始まりの骨にふさわしくカーブを描くのだが、山本先生によると、そのカーブのかたちに2種類あるのだという。過半数の人が腰椎との接合部からふっくらと始まるのに対し、いったんへこんでからカーブを描く人がいる。前者はD字ラインなのに対し、後者はS字ラインなのである（実際にはそこまで極端じゃないのだが、イメージとして）。そして、左利きの人は、そのS字カーブを持つ傾向が高い。

昔から、お尻の始まるところに扇状の〝くぼ地〟があり、よその人にはあまりないことには気づいていた。しかし、私の母が左利きで、夫も息子も左利きなので、お尻のくぼ地は、私にとってはマジョリティだったのである。昨年、我が家に、およめちゃんがやってきて、「お母さんのお尻は、キューピーちゃんみたい。はじまりのところが三角にへこんでてカワイイね」と言ってくれたので、「珍しいの？」と尋ねたら

「お友だちにはあんまりいないかも」と分析してくれた。なので、お尻の扇状のくぼ地が少数派で、我が家の特性なのはわかっていたのだ。

山本先生は、数多くの人の骨を触ることで、仙骨のかたちが2通りあることを発見した。そして、くぼ地タイプの人の多くが、利き目が左であることも。

脳と利き手

私は、その指摘を、最初は承服しなかった。なにせ、それまで59年も右利きで生きてきたのである。それに、私自身の脳は、左脳偏重型であることがわかっている。東京医科歯科大学の角田《つのだ》忠信《ただのぶ》先生の研究室で、被験者として脳の実験に参加したとき、そう指摘されていたのである。

脳と感覚器(目・耳・手足)は、左右が交差するように連携している。左半身から入ってくる情報は右脳に、右半身から入ってくる情報は左脳に届く。

右利きの人は、左脳を重点的に使う。左脳に言語機能が偏在していて、左脳とつながる右手で字を書きたがる。左利きは、その逆だ。左利きの子を、むりやり矯正すると、吃音症《きつおんしょう》を発症することが多々あるが、これは脳の「言語を表出する側」を封じられたために起こることだと考えられる。

右利きの人は、とっさの判断に左脳を優先して使い、左利きの人は、右脳を優先して使う。左脳は、顕在意識と直結して、記号や論理など「定型の知」を使う場所。右脳は、五感情報を統合してイメージを創生する場所だ。このため、右利きの人は、とっさの判断が早く、現実世界の処理能力（人付き合いにそつがない、要領よく買い物をする、遅れない、忘れないなど）に長《た》けていると考えられる。左利きの人は、少しぼんやりしていて、人と違ったものの見方をする人が多い。現実世界の処理能力が低めで、定型の人から見ると、かわったことが得意である。

私がシステムエンジニア時代に通った数学の研究所では、ほとんどの数学者が左利きだった。ある日、食堂でランチを食べていたら、どうにも不思議な感覚に襲われた。数学周囲をよく観察してみたら、食堂にいる全員が左手で箸《はし》を使っていたのである。数学や物理の領域には左利きは目立って多い。アインシュタイン博士も左利きだった。

私は、一般の右利きの人より、ずっと左脳を使っている。角田先生は、そう指摘した。「私の被験者で、ここまで左脳偏重なのは、あなた以前にもう一人だけいた。安《あ》部公房《べこうぼう》だよ」

なのに、左利きだって〜⁉ 左脳偏重なのは、私の誇りなのに。

「右半身とつながっている左脳を偏《かたよ》って使っていることが判明しているので、私は正真正銘の右利きです」と主張する私に、山本先生はゆずらなかった。

そこで私は、ためしに、左足でボールを蹴《け》る格好をしてみた。なんと、身体《からだ》がぶれないのである。右利きで生きてきた私は、当然右足でボールを蹴るわけだが、蹴りだす瞬間、身体がくにゃっとなって、ボールがまっすぐ飛んだためしがないのだ。左足を使うと、蹴り足は、まっすぐに前に出て、身体はびくともしない。

左手でパンチをしてみると、右手のパンチより20センチも先に届く。左手で名前を書いてみたら、いつもS字カーブを描く「黒川伊保子」が、墓石の銘のようにまっすぐに書かれているではないか。そもそも、真正右利きの人は、いきなり左手で名前を書こうとしても、さらさらとは書けないのだそうだ。

完敗である。私は、左利きだった。

逆手使いのアドバンテージ

それからというもの、私は左利きとして生きている。箸やペンは今さら変えられないが、踏み切る足は左に変えた。そうしたら、驚いたことに、階段がすいすい上れるのである。左で踏み切れば、体幹がそのますっと上がる。右で踏み切ると、身体が歪《ゆが》むので（ボールを蹴るときと一緒）、身体が重く感じられるのである。

書斎の椅子《いす》に座るときも、乗り物のシートに座るときも、自分が左利きであることを意識して座る。それだけで、足を組まなくなった。これまでは、足を組まなくてはいられなかった。両足を素直に下におろして、何時間座っても、腰がだるくならないし、肩もこらない。

そうして暮らすうちに、利き耳が右から左に換わってしまった。利き目と利き耳がそろった今は以前ほど道に迷わない。

私は、ここまでの60年近く、なにをしてきたのだろう……と、気が遠くなる。

自分の身体に合わない認識フレームを使って、身体を動かしてきた。小学生の時から不器用と言われ、石蹴りでもドッジボールでも、私を入れたチームはアドバンテージをもらえるのだった（みんな、優しかった）。跳び箱も幅跳びも、踏切足がわからなくなって混乱し、まともに跳べやしない。棒高跳びでも、踏切足がわからなくなって、いつもバーをもって、走り抜けていたっけ。お習字もピアノもそろばんも「真面《まじ》目《め》にやりなさい」と叱られるのだが、わけがわからなかった。今思えば、私が斜めに座って、何かするたびに身体が揺れるからだったのだろう。

右手を使えと、誰かが強制したわけじゃない。箸を右手に渡されたから、素直に右手で使った、ただそれだけのことだ。ある意味、逆に器用だったのかもしれない。私の息子は、右手に握らせたものには興味さえ示さなかったもの。いつの間にか取り落として、振り向きもしないくらいに。

私が、脳科学の大家も驚くほどの左脳偏重だったのは、「究極の右利き」なのではなく、不器用な右手を利き手として機能させるために、いっそう頑張って左脳を使った結果なのだろう。

だとするならば、安部公房先生も、逆手使いだった可能性は大である。私たち（天下の文豪とちゃっかりまじる）がよくも悪くも人の神経に触る（もしくは障《さわ》る）文章を書くのも、利き手を封じて生きる脳から滲《にじ》み出してくる得体のしれない何かなのかも。

だとしたら、「不器用で、天然で、ちょっと気に障る人」として生きてきた、それまでの59年は、無駄ではなかったのかもしれない。逆手使いは、真正左利きとも、真正右利きとも、矯正された右利きともまた違った「世界」を見る。それが、私のアドバンテージだと思うしかない。

ものが消える

逆手使いのせいか、私は、本当によくものを見失う。

おそらく、顕在意識の認識フレームが右手中心なのに、潜在意識の認識フレームの中に左手中心のものが混じっているからだと思う。無意識に置いたものを、意識下で探せない。誰にでもあることだろうが、その頻度と消え方が半端《はんぱ》ない。ときには、まるで身の周りにブラックホールがあるのじゃないかと思うくらいに、ものが忽然《こつぜん》と姿を消し、後日、忽然と現れるのである。

やはり逆手を使う、矯正された右利きの夫にもその傾向がある。逆手使いの両親に育てられた真正左利きの息子も、周囲の認識フレームの混乱に巻き込まれて、よりいっそうものを見失う。

そこで、私はルールを作った。本やCDを見失ったときは、もう一度買っていい。道徳に反するこのルールは、しかしながら私の心のよりどころだ。ミステリーの下巻を見失ったときなんか、本当につらい。見つかるまで、他のことに集中できない。なのに、忽然と現れるまで、何日もかかることがあるのだ。気持ちがふさぎ、家事や仕事が滞るくらいなら、買ったほうが安い。後日、見つかったら、売ればいい。

ものを見失って呆然《ぼうぜん》としたとき、「もう一度、買いましょ。作者に印税をあげましょ」は、自分を明るくする。「なくした？　じゃ、買ってあげる」と言ってもらった息子は、「いいの？　ほんとうに？　え～」と言いながら、「これは、すごい贅沢《ぜいたく》だね」と微笑《ほほえ》む。ほんと、すごい贅沢をした気分になる。さすがの私たちも毎回ここまで絶望的な紛失をするわけじゃない、このセリフを言うのは年に2~3度くらいなので、レストランに1回行ったか行かないかの出費である。

この家族に、しっかり者のおよめちゃんが加わった。彼女がびっくりするくらい、よくものを見つけてくれるのである。で、言ったセリフが「なんなの、このうちは。いつも誰かが、ものを探してる」。

彼女によると、「こんなところに、こんなものを置いて、大丈夫なのかしら」と意識の隅に引っかかっているのだという。で、しばらくすると、私たちが「どこ、どこ」と言い出すのだそうな。

探していた1ピース

息子が、自分の遺伝子にない感性に反応して連れてきた「惚《ほ》れこんだ妻」は、家にとっても欠けていたセンスの持ち主である。ジグソーパズルの、探していた大事な1ピースみたいだ。

そういえば、日本酒の酒蔵のご主人が「嫁が来ると、酒の味が変わる。おっとりしたいい嫁が来たら、なんだか、酒もそうなってくる。家にない菌を連れてきてくれるから」と言うのを聞いたことがある。ご飯を作る人のからだの常在菌が、その家の味を作る。それを食べる家人の常在菌をゆっくりと変えて、家業も変えていく。

新しい遺伝子、新しい常在菌、新しい認識フレーム……家が繁栄する兆《きざ》しだ。子どもを産んでくれるからだけじゃない。嫁が家族に新しい変化をもたらすのが素晴らしい。違うからいいのである。違うところを忌《い》むなんて、もったいない。

勝ち負けって、なんだろう

右と左、「脳の世界観」の座標軸が常に揺らいでいる私には、ずっと、自分の立ち位置がわからなかった。世間の人たちがいう、上や下がよくわからないのだ。

運動会の徒競走も、あれが「一生懸命走って順位を競う競技」だと認識したのはかなり後になってからだ。「勝ちたい」という欲望がないので、意味が分からなかったのだ。ただ動物としての本能で、群れから離れるのだけは不安な気がして、がんばっただけ。一番になるために走るなんて、思いもよらなかった。みんな、それを誰に教わるのだろう。親から言い含められるのだろうか。

今でも、学会に認められるとか、賞をもらうとか、特別会員に推薦されるとか、そういうことの名誉がぜんぜんわからない。

私の男女脳論は、最初は無視された。人工知能ということばが世間に認知されていない時代には、一エンジニアに脳を語る権利などないと思われて、「あなたの言ってること、東大は何と言ってるのですか？」なんて言われたりした。それが蔑《さげす》みだとも気づかずに、「え？　……東大は、たぶん、男女の機微の研究には向いてないと思いますけど」なんて、答えたりしてたっけ。

今でも、「男女の脳は違わない。あなたは間違っている」と言われることがある。間違っている、とは、いかなる判断なのだろうか。私が博士でもなく、学会の重鎮でもないから？

かけっこの勝ち負けの価値がわからなかったように、私にわからない何かが、ここでも進行しているのだろうか。ということは、私は、何かに負けているのか？

負けなら負けで、いっこうにかまわない。「男女は違わない」という人たちが、この世の男と女の両方を幸せにしてくれる方法を提唱してくれるなら。

その方法論がこの世にないから、私は筆を執ったのである。

それでも、男女は違っている

たしかに解剖学的には、男女の脳は変わらない。男性にしかない器官とか、その逆があるわけじゃない。重点的に使われている器官が違うことによって生じるわずかなバランスの違いがあるだけだ。バランスの違いくらいで、「脳が違う」というのは無理がある。解剖学的に、男女の違いを指摘するのは、難しい。

とはいえ、それをもって男女の脳は同じだと断定するのは、早計すぎる。

たしかに、男女の脳は同じ機能を有している。フルスペック（機能の取りそろえ）は同じである。しかし、脳は、常にフルスペックを使う装置じゃない。

たとえば、遠くと近くは同時に見ることはできない。だから、不安を感じたとき、とっさに「遠く、動くもの、危険なもの」を注視する人と、「近く、万遍なく、愛《いと》しいもの」を見る人に分かれるのである。

前者は圧倒的に男性に多く、後者は圧倒的に女性に多い。狩り仕様と、子育て仕様ということなのだろう。男女とも、どちらも使えるが、「とっさに優先する側」に性差があるってことだ。

同じように、問題が生じたとき、「ことのいきさつ」を反すうして、根本原因に触れようとする人と、「今できること」に集中して、合理的解決を急ごうとする人がいる。これも、男女ともどちらもできるが、とっさのときには、女性は「ことのいきさつ」派に、男性は「今できること」派になりがち。これも、そのほうが、子育てと狩りに、それぞれ有利だからだ。

つまり、何万年も狩りをしながら進化してきた男性の脳には、狩りに向いている認識フレームが継承されており、何万年も子育てをしながら進化してきた女性の脳のほうには、子育てに向いている認識フレームが継承されているとみるべきだろう。

私は、この「狩り仕様の認識フレーム」を搭載している脳のことを「男性脳」と呼んでいる。多くの男性がそれを持っているのは間違いがないが、当然100%じゃない。「進化」とはそういうものでしょう? つねに、いくばくかのマイノリティが含まれていて、それが「変化していく世界」に適応する「のりしろ」になっている。別の認識フレームを搭載した男性脳が1〜2割いないことには、人類の未来は暗い。女性脳だってそう。

私の「男性脳」「女性脳」という言葉で、「男性（女性）に生まれたからには、すべての男性（女性）が一生涯そうであるべき」と決めつけるように感じた人がいるならば、それは、私の表現不足であり、不徳の致すところだが、だからといって、「男女の脳は違わない」と断定して切り返してくるのは、どうかと思う。

それこそ、「脳の認識フレーム」の違いを許さない、非人道的な態度だから。

「脳の認識フレーム」が違う者がいることを知り、違う者同士が認め合い、マイノリティに敬意を表すること。それこそが、人類平和の、唯一《ゆいいつ》の道なのに。

性的マイノリティで言えば、「男性（女性）の身体に、男性脳（女性脳）以外の認識フレームが搭載されている」状態で、大半の人たちとは、違うものを見て、違うことを感じ、違うものを愛する人たちだ。その視点と創造物もまた、人類繁栄のための大事なバリエーションなのである。

男女間の「あれ」は通じない

「脳が違えば、見ているものが違う」の典型は、男女のものの見方であろう。

ドライブ中、助手席の女性が「あ、あの青い看板」と言ったら、「青い看板？」といぶかしげにされて、話が通じない、ってことないだろうか。

「あれ」と言ったとき、男女が見る場所は、何メートルもズレているのである。50メートル先なら、10メートルもズレていることがある。女性が手前を、男性が向こうを見ているのだ。

しかも、最初に注視した場所に「目当てのもの」がなかった場合、男性はさらに向こうに、女性は手前に視線を走らす傾向がある。

こうなると、二人の間に「空白地帯」ができて、「あれ」は一生見つからない。

夫婦間で「あれ」「これ」「それ」が通じないと、どうにも心が通じない感じがするものだが、脳の機構上、しかたがないことだったのだ。

また、冷蔵庫の扉を開けた瞬間も、視線の走らせ方が違う。

男性は、全体をまばらに見て、とくに奥の「数字」が気になる。

女性は、見えるものの表面を万遍なく見て、「目当てのもの」を見逃さない。

このため、男性に「カラシ、取って」なんて頼むと、「ない、ない」と騒いで、代わりに賞味期限切れの海苔《のり》の瓶なんかを、どや顔で持ってくる。あれは本当に腹立たしいが、別に嫌がらせをしているわけではない。「目当てのものを探し出す」に関しては女性脳に軍配が上がるが、「危険物の発見」という意味では、男性脳もお手柄なのである。

結婚も長くなってくると、妻も、「夫に探し物をさせる不毛」に気づいて、結局自分で取りに行くようになる。それがまた、「ため息」のタネなんだけどね。「私ばっかり」という。

でもね、ジャングルに潜む危険な動物に気づくのは、圧倒的に男性脳のほうがうまいはず。男性脳にとって不利なのは、夫婦が冷蔵庫の前にいる時間と、ジャングルにいる時間なら、圧倒的に前者の方が多いってことだ（微笑）。

マイノリティの居場所を作る

ビジネス社会では女性脳がマイノリティ、家庭では男性脳がマイノリティである。数の問題じゃない。それぞれに、組織や営みのありようと、脳の認識フレームのありようが一致しているからだ。

男女雇用機会均等法施行から35年余が経ち、女性の社会進出は著しいが、活躍する女性の多くが、「男性脳の認識フレーム」を後天的に発達させて、時と場合によって、うまく使い分けている。

「男性脳の認識フレーム」を意図的に上手に使いつつ、ときに「女性脳の認識フレーム」でしなやかに動く人に、人はなかなか対抗できない。逆も、もちろんそう。姉妹を複数持つ男性や、多くの女性を束ねる男性管理職などに、「女性脳の認識フレーム」

を意図的に上手に使いつつ、ときに「男性脳の認識フレーム」を凛々《りり》しく使うタイプがいて、周囲の信頼が厚い。ビジネスのキーパーソンには、「自分とは反対側の認識フレーム」を後天的に手に入れて、うまく使っているタイプが多いのである。

そう考えると、マイノリティになってしまうことは、そう悪いことばかりでもないのかもしれない。マジョリティから迫害されて鍛えられ、「完全な脳」を手に入れるチャンスをもらったということなのだから。

とはいえ、すべての人が、ピンチをチャンスに変えられるわけじゃない。日々のストレスに負けてしまうマイノリティもいるだろう。

会社や家庭の「互いの」居心地をよくするために、マジョリティ側にマイノリティへの優しさがあるべきだと思う。

どんな組織でも、マイノリティは分が悪い。会社では女性が、家庭では男性が居心地の悪い思いをしていることが多い。会社に女性の居場所を作り、家庭に男性の居場所を作る。それが私の男女脳論の目的なのだ。

認識フレームの研究者として、少数派の認識フレームの持ち主＝マイノリティを無視できないのである。認識フレームの違う世界で生きることの過酷さが想像できるからだ。

私自身が、究極のマイノリティである。隠れ左利きの逆手使いで、(のちに詳しく述べるが）自閉症スペクトラム。さらに、女性が少ない理系の職場に身を置いた。ここまでマジョリティから外れていると、もう、外れていることさえ認識できなかった。偉い人（マジョリティの勝ち組）を説得するすべもない。

こうなったら、私は自分に見えたことを、真摯《しんし》に伝えるしかない。何かの競争には勝てないのかもしれないが、誰かに新しいインスピレーションをもたらせるかもしれない。この世に息苦しさを感じている人に、この世が楽になるちょっとしたヒントをあげられるかもしれない。

それで充分である。認識フレームのマイノリティのために、私は道を拓《ひら》く。

みんな何かのマイノリティ

誰もが、何かのマイノリティである。会社の偉い人も、家庭では、妻に頭が上がらなかったりする。

言語ごとに認識フレームの構造が違うので、英語ネイティブじゃない人が、英語ネイティブの人と英語で会議をすれば、その「土俵」において、認識フレームは完全とは言えない。

しかし、異端であることは、悪いことじゃない。誰かが思いつかないことを思いつき、それを貫くしか生きる道がない。時代の寵児《ちょうじ》になることだって夢ではないのだ。

自分が異端である場所に、あえて身を置くという人生の戦略だってある。異端である部下をあえて使うという手もある。ダイバーシティ&インクルージョン（多様性と、その容認）とは、そういうことだ。

しかし、認識フレームに違いがあることを知っておかないと、その戦略は仇《あだ》になる。

男女の認識フレームの違いは、対話のすれ違いを生み出し、コミュニケーションに絶望的なミゾを作る。

一世代前までは、それでもよかったのである。家庭でも職場でも、男女の役割は分けられていたから。しかし、１９８６年の男女雇用機会均等法施行以来、男女の役割は混じり始めた。21世紀に入り、家庭でも職場でも男女はイーブンである。こうなると、話法の違いを認識して乗り越えないと、男女協働ストレスは高まるばかりだ。

その男女の相互理解は、かなり進んだと私は思う。若い人たちの間では、職場の

「男女のすれ違い、あるある」が、かなり弱まっているように見える。自分の気持ちをわかってもらいたがってプロセス語りをする男子が増えている一方で、結論を突きつけてくる女子も増えている。

そうして男女間の認識フレームのズレが少なくなっている一方で、世代間の認識フレームのズレが目立ち始めている。

人類は新たなコミュニケーションストレスに直面しているのである。

第二章

古典的な共感障害——「天才」と「モラハラ」の共感障害

前章では、人は認識フレームによって世の中を見ている、という話をした。認識フレームが違えば、とっさに見るものが違い、とっさに取る行動が違う。それが、「わかり合えない」「イラっとする」という感覚を生み出すのは否《いな》めない。

しかし、異なる認識フレームの持ち主間で起こる「世界観の違い」によるコミュニケーションギャップは、あっていいのである。違うものを見、違うことを感じる相手を、私たちの脳は欲しているからだ。脳は、自分にない能力の持ち主とつながって、互いの生存可能性を上げることを、よりよく生きる手段の一つとしている。

つながらない意識のチャネルを、互いに探り合いながらなんとかつなげることに、恋愛の醍醐味《だいごみ》も、友情の醍醐味もある。

人対人だけじゃない。人対仕事だってそうだ。「自分の知らない世界観」「自分よりはるかにスケールの大きな世界観」に触れ、ときには挫折《ざせつ》しながらも、なんとかそれらを身につけて、人は一人前になっていく。

ところが、共感障害者には、これが困難なのである。

感知する能力が欠損しているので、人の意識や所作を感じることができない。意識のチャネルをつなげることができないのだ。コミュニケーションギャップではなく、コミュニケーションロスなのである。

つまり、「話が通じない」の中には、「工夫すれば通じる、理解し合える」と、「本当の意味では一生通じないので、別の対応策が要る」の2種類があるのだ。

それでは、その境界線は、どこなのだろうか。

この章では、その境界線を明らかにすることで、共感障害の正体を解き明かしていこうと思う。

認識フレームの欠如が個性を作る

認識フレームは、「遺伝子相性を見抜く」それのように、生まれつき持っているものもあれば、「コミュニケーションの定型」「仕事のコツ」のように後天的に手に入れるものもある。

では、「かけっこで勝とうとする気持ち」は、生まれつきなのだろうか、経験なのだろうか。

きっと多くの人は、ものごころついたときから自然に「誰よりも先へ」と走っている。

ところが私の従兄弟《いとこ》が、幼稚園の先生にこう言われたことがある。「たかおくんは、どうして、みんなと一緒に前に行こうとしないの？」

その先生が叔母（彼の母親）に語ったことによると、昼食の前に「さぁ、手を洗いましょう」と声をかけると、すべての子どもが一斉に水道を目指す。なのに、従兄弟は、悠々と水道に向かい、他の子に優しく順番を譲りながら、最後に手を洗うのだそうだ。そんな子は見たことがない。そこで、先の質問をしてみたのだそうだ。すると従兄弟は、こう答えた。「最初に洗ったって、最後に洗ったって、いただきますは一緒。そんなにみんなが先に洗いたいのなら、僕は後でいい」

先生は唖然《あぜん》とし、叔母は吹き出し、聞いた私は感動した。とてもとても、彼らしかったから。

それだけ聞くと、彼が一人っ子でおっとり育ったと思われるかもしれないが、男ばかりの3人兄弟の次男で、日々過酷な生存競争にさらされていた。兄弟に負けずに自分の立ち位置を確保しなければならない日常なのに、なぜか、赤ちゃんのころから無駄に慌《あわ》てない。のちに野球少年になったスポーツマンなのに、彼の中には「競う、勝つ」というプリミティブな認識フレームがなかったのである。そういえば、野球も、飄々《ひょうひょう》と楽しんでいたっけ。

実は、我が家の息子もそのタイプ。前章で述べた私のケースと同様、「かけっこは誰よりも速く走るもの」という概念が欠けていた。

「誰よりも速く」「誰よりも高く」「誰よりも先へ」は、生まれつき誰もが持っている本能というわけではなさそうである。なぜか、それを持たないまま育つ人がいる。環境でもなさそうだ。一人っ子とはいえ、我が家の息子だって、1歳の頃からの保育園育ちである。競争にはさらされていた。

息子が小学校5年のときだったか、電車で偶然会ったクラスメートの女の子が、私に気づいて走り寄ってきて、「くろちゃんは、大物になると思います。誰とも違うことを考えつくから。彼は天才です」と言ってくれたことがある。私は心からの敬愛をもって、彼女に「ありがとう」と言った。

こういう女子の気持ちに支えられて、変わり者の男の子たちは、天才と言われる道を行くのだろう。アルバート・アインシュタインにだって、彼を信じぬいた母親と、彼を愛したガールフレンドがいた。

アインシュタイン博士は、5歳まであまりしゃべらなかったという。何らかの障害が疑われたが、母親は彼の潜在能力を信じて励まし続けた。大学生になっても、数式を解かせたら天下一品なのに、やはり学校の先生のことばがとっさに認知できず、宿題が出たことがわからなかったりしたそうだ。その彼の傍にずっと寄り添って、先生の言うことを噛《か》んで含めるように説明していたのが、ガールフレンドのミレヴァである。ミレヴァもまた、物理学者になった。博士の最初の妻になった、ミレヴァ・アインシュタインである。

私は、そのことを思い出して、電車の彼女の思いに、心の中で手を合わせた。そういう可愛《かわい》い理解者が、こういう男子のすべてなのよ、と。

こういう、とは、マジョリティの人たちが当然のように持っている「典型的な定型の認識フレーム」が欠けている人のこと。独自の行動をとり、独自の見解を持つ。これは、個性であり、本人の存在意義を確立する大事な核となる。

欠けている認識フレームが多すぎて、社会生活を送れない場合は、障害児と呼ばれる。アインシュタイン博士は、かなりぎりぎりだったのではないだろうか。女たちの愛に支えられなければ、物理学に革命をもたらす天才科学者にはなれなかったかもしれない。

脳の理想の使い方

アインシュタイン博士は、典型的（社会通念的）な認識フレームが欠けている一方で、独自の認識フレームが豊富にあった。即興で新たな認識フレームを作り上げていく能力も高かった。そのおかげで、人が見えないものが見え、宇宙の謎《なぞ》を解いたのである。

ヒトは誰でも、典型的な認識フレームと、独自の認識フレームを併せ持っている。その比率によって、社会性の高さと個性の強さの度合いが決まる。

さらに、誰もがそれぞれに、よく使う定型の認識フレームを持っている。この定型の認識フレームを使って、「世界」を要領よく切り取っていくのである。

典型的な認識フレームを定型フレームに多く持ち、ほどよく社会に適応しながら、ときに独自の認識フレームで、きらりと個性を見せる。さらに、ここぞというときには、即興の認識フレームを作り上げて、新発見をしたり、新発想をする。おそらく、社会で活躍していくにはそれが、脳の理想的な使い方なのだと思う。

アインシュタイン博士は、かなり独自フレームに偏《かたよ》っていたが、周囲の愛と、本人の愛嬌《あいきょう》のおかげで、天才としての道を歩いた。

ある時点で典型的な認識フレームが欠けていても、認識フレーム生成能力の高い人は、ちゃんとやっていける。ちょっとぼんやりした個性的な子ども→ちょっと変わった愛嬌のある若者→創造力に溢《あふ》れた魅力的なおとな、という仕上がり方である。

天才脳、「時代の寵児《ちょうじ》」脳

独自の認識フレームを溢れるように持ち、かつ新たな認識フレーム生成能力が高いタイプは、変わり者あるいは天才と呼ばれる。その境界線は曖昧《あいまい》で、周囲の理解度によって、大きく左右される。

このタイプで、かつ典型的な認識フレームをそれなりに身につけている脳は、最強と言っていい。時代の寵児になれる。「彼が言ってること、変わってるけど、一理ある」と人に思わせる力がある。脳の個性と、育て方がうまくマッチングしたケースで、意図的に作りだすのは難しいような気がする。

ソクラテス、レオナルド・ダ・ヴィンチ、モーツァルト、アインシュタイン、本田宗一郎、ココ・シャネル、スティーブ・ジョブズ、フレディ・マーキュリーも……名を残した天才の多くがこのタイプで、家庭環境に恵まれたケースも、恵まれなかったケースもある。脳の個性と、幸不幸のバランスと、時代の感性が奇跡的に一致したのだろう。

このタイプの中には、社会生活に必要な、典型的な認識フレームを取りそろえるのに、他のタイプよりも時間がかかる人もおり、大器晩成と言われることもある。典型的な認識フレームが取りそろわないまま、若いうちから尖《とが》った個性で活躍していく人もいる。

典型フレーム優先か、独自フレーム優先か

典型の認識フレームを多く持つと、勉強ができ、スマートに行動できる。社会適応力が高く、信頼され、重宝される。エリートと呼ばれ、憧《あこが》れられる。一方で、展開力や発想力の乏しさに悩むことがある。

独自の着眼点をつなげた独自フレームを多く持つと、人と違った発想ができる。変わり者と言われ、愛する人に悲しい思いをさせ、周囲とぎくしゃくしながらも、自分にしかできない何かを手に入れる人たちである。

誰も前者を目指すが、典型フレームばかりだと、人生はつまらない。「理想」を生

きて、「自分自身」を生きていないような気持ちになり、人生が虚《むな》しくなる日もあるのでは？

かといって、独自フレームだけだと、人生が破滅的になる。この二つがどう混じるかが、人生の味を決める匙《さじ》加減だ。

そして、組織にとっては、違うバランスの人間をどう混ぜるかが重要になってくる。

ヒトは誰でも、典型と独自、どちらの認識フレームも持っている。

要は、その比率と、日常の定型として、どちらを優先して使うかにかかっているのだ。

典型の認識フレームと独自の着眼点、どちらを優先しているのか……あなたは、自分がどっちだと思いますか？

自閉症という名称の弊害

私は長らく、自分が優等生タイプ、すなわち「社会適応力の高い典型フレーム優先タイプ」だと思っていた。社会生活に対する理解力が、他の人に劣っているとは思っていなかったからだ（それこそが、理解力の低さの証明でもあった）。

２０１８年夏、この本の元本の執筆準備のために、私は本格的に自閉症を学ぶことにした。共感障害は、自閉症児が持つ性質の一つでもある。このため、自閉症児への対応策の中に、共感障害の人たちに役に立つものがきっとあると信じたからだ。

その学びの過程で、自分が「独自の視点に固執する独自フレーム優先タイプ」だと知ったのである。いわゆる自閉症スペクトラムと呼ばれる脳の持ち主だったのだ。

実は、「自閉症」について、多くの日本人は誤解している。私もその一人だった。「自閉症」の英語対訳は、autism（オーティズム）である。

autism は、ギリシャ語の autos（自己）に由来する。auto はイタリア語をはじめとする欧米各国語に受け継がれ、自立、自律、自動などの意に使われている。日本でも外来語としてよく使われる。オートメーション（自動化）、オートドア（自動扉）のオートである。オーティズムの対語はティピカル（typical development）。典型的な発達、という意味だ。

つまり autism は、直訳すれば「独自主義」。「独自の認識フレームを使う人」のことである。独自の世界観でものごとを見、独特の手法でコミュニケーションをとるので、自己完結で動いているように見える。「典型的な人」にわかりにくいだけで、別に「外界を拒絶して、自分の中に閉じこもっている」わけではないのである。

つまり、自閉症というのは、「自分の中に閉じこもって、人を拒絶する」障害のことではなく、「独自のものの見方をするため、汎用《はんよう》の典型的なコミュニケーションが成立しにくい」症状のことなのである。

それが、軽微であれば個性派と呼ばれ、中度であればかたくなな変人に見え、重度であれば障害者と呼ばれる。英語では、軽微なものから重度なものまでを包括してautismと呼んでいるのだ。

「個性派」「変人」「発達障害」「知的障害」の明確な境界線はなく、シームレスである。そして、ある脳にどのことばが与えられるかは、所属する社会のコミュニケーションモデルの厳格さに左右される。ある国では個性派と呼ばれる人が、別の国では社会生活不適応者の烙印《らくいん》を押されたりするわけだ。

日本では、オーティズムは自閉症と名付けられた。この訳語のせいで、「自分の殻に閉じこもって、人と関われない」障害として認知されてしまったのである。つまり、重度のオーティズムをことばでくくりだし、個性派と〝隔離〟してしまったのだ。

このことは、日本文化に大きな損失となってしまったと、私は思う。

自閉症を経済力に変えるアメリカ

人種と文化のるつぼであるアメリカは、オーティズムに理解のあるお国柄である。「オーティズムとティピカルの事業家の所得を比較すれば、オーティズムの方が圧倒的に高い」と言われており、新発見や新事業開発の先駆者としてオーティズムへの期待も高い。

というわけで、アメリカは自閉症研究の先進国である。社会生活不適応者を個性派ビジネスパーソンに変えるため、社会の包容力を上げようとしている。

子ども向け番組「セサミストリート」では、オーティズムの子どもが、普通の子どもたちと混じって登場している。

先生と子どもたちが会話を楽しんでいる中に、誰のことばにも耳を傾けず、自らも言葉を発することなく、ひたすら絵を書いているオーティズムの子どもが混じっていたりするのだ。先生は、自分の問いかけに応《こた》えないオーティズムの子どもにいら立つこともなく、反応を強要せず、かといって仲間外れにもしない。その子の絵を褒めたりしながら、ほどよく関わっている。

自分と違う脳を受け入れて、それを「ビジネスやアートの新機軸パワー」に変えていこうとするアメリカの長期戦略を感じさせる。男女差別や人種差別を世界に先駆けて乗り越えようとしてきたこの国は、オーティズム差別をも乗り越えようとしているのである。

対する日本は、どうなのだろう。

個性派の若者がつぶされていく国に見えてしかたがない。頭の固い大人がつぶしているのではない。若者同士が「あいつは、空気読めないやつ」「むかつく」などと、個性派を攻撃しているのだから。

そんな日本で、オーティズムは自閉症という名称を与えられた。

障害としての自閉症

たしかに、社会支援が必要な障害者としての自閉症児は存在する。

認識フレームがとても作りにくい脳で生まれてくる子がいるからだ。

ヒトの認識フレームは3歳までに大量に生成される。生まれてきた環境を知覚し、ことばや所作など生きていくための基本的なすべを手に入れるためだ。もちろんその後も認識フレームは作られ続ける。特に8歳は空間認知と身体制御の発達臨界期と言われ、ここまでが、感性の基礎となる認識フレームの生成期に当たる。

認識フレームの作りにくさが重度だと、ことばの認知さえできないので、知的障害児として支援が必要になる。

ただしその場合でも、「とても作りにくい」けれど、「まったく作れない」わけではない。自閉症児の脳を理解さえすれば、認識フレーム生成を手伝ってあげられる。脳は、強烈な個性を持ったまま、ゆるやかに進化できるのである。

さて、では、なぜ自閉症児は、ことばの認知がかなわないのだろうか。

実は、母語の獲得には、認識フレームがおおいに活躍するのである。

感じすぎる脳は、かえって「世界」がわからない

脳神経細胞ニューロン（脳細胞）の数は、生まれ落ちたその瞬間が、人生最多である。そのニューロンは、3歳までに、急速に数を減らしていく。一方で、それらをネットワークする神経線維の数は劇的に増えていく。

ニューロンは、認知のために使われる細胞だ。つまり、外界を感じる能力は、生まれてきたときに最大なのである。地球のどこに生まれても、その環境を感じ取ることができるように。

しかし、感じすぎる脳は、ものごとの判断をつけにくい。

たとえば、美しい紅葉の山を眺めるとき、それぞれの葉の葉脈までもが、こと細かに目に入ってしまったら、「美しい風景」として全体をつかむことができない。楽器の音の一つ一つが気になったら、「全体のハーモニー＝音楽」を味わうことができない。

この世の情報を「些末《さまつ》なこと」と「大事なこと」に分けられるから、ヒトは、世界を把握できるのである。

ベビーベッドから眺める風景を想像してほしい。風に揺らめくカーテンの前に母親がいる。カーテンと母親は別物であって、母親は、ピンクのセーターを着ていても、黒いワンピースを着ていても母親である。そう認知するためには、母親を認知するための認識フレームが要る。母親の表情や所作、匂《にお》いや声などの感性情報を、周囲の風景から要領よく切り取って、そこだけつなげて母親を認知する。通常は、そんな認識フレームが、自然に発動するのである。

3歳までは、認識フレームを量産する時期に当たる。認識フレームから外れた「些末なこと」を、脳は直感的に無視していく。つまり、人生最初の脳の進化は、要らない情報を捨てて、とっさに使うフレームを確定することなのである。

自閉症児は、感じすぎる脳の持ち主であるために、「要領よく捨てる」ができない。

「わからない」のでもなく「感じない」のでもない。けっして、「自閉」しているわけじゃないのだ。逆に、世界とつながりすぎているのである。

自閉症児が音に鋭敏で、雑踏音など町の騒音に耐えられないことはよく知られているが、逆に言えば、一般の人もきっと最初はそうだったのだ。育つにつれ、脳が雑踏音をある程度無視できるようになったのである。

前にも述べたが、ヒトは、雑踏音の中で、それよりもはるかに小さな音量で自分の名を呼ばれても、気がついて振り返る。カクテルパーティ効果と呼ばれる現象である。「カーテンの前に立つ母親」の風景から母親だけ切り出すのと、雑踏音の中で自分の名前だけ切り出すのは、脳では同じ機能なのである。認識フレームだ。

ことば獲得のメカニズム

そして、ことばも、認識フレームの生成で手に入れる。

2歳半くらいまでの幼児は、世界中の母音を発音することができる。フランス人がフランス語を目の前で発音すれば、あの日本人の大人がなかなか発音できないaとuとoの中間みたいな母音を、いとも簡単に発音してのける。

しかし、あらゆる母音を認知してしまうと、ことばが聞き取れないのである。私が「クロカワです」と名乗ったとき、日本語の使い手が、私の名が4文字であることを即座に認知できるのは、耳から入ってきた音声をa・iueoの母音で潔《いさぎよ》く刻むためだ。これが10種類以上の母音を認知する脳が聞けば「くぅろぉうかぁうわぁ」のように聞こえるため、とっさには認知できない。

脳が経験を重ねて、「くぅろぉうかぁうわぁ」全体の認知がかなったとしても、音節で区切れない。音声情報を部分化できなければ、クロカワとシラカワの共通点をくくりだして上位概念「カワ」を作ることができない。ことばの認知に至らないのである。

つまり脳は、認知する母音種を絞らなければ、日常生活の対話について行けるだけの音声認識の速度を出すことができないし、上位概念が作れないので、思考力を育てることができない。

赤ちゃんは、母語（人生最初に獲得する言語）の母音に脳を特化していくことで、言語を獲得し、思考力を手に入れるのである。

脳の中には、「とっさの認知」のときに使う短期記憶の仕組み（レジスタと呼ばれる）がある。レジスタの数が7個である人が人類の最多数と言われており、ほとんどの人は7個までの情報はとっさにつかめる。つまり、日常使う母音は多くとも7種類までに絞らないと、コミュニケーションツールとして機能しないのだ。考えてみれば、世界の母音の基本はａｉｕｅｏで、これに、それぞれの言語特有の中間の母音が2種ほど添えられて、多くの言語は成立している。

言語を獲得する、という脳の進化は、「無駄な音を無視する」という脳の進化に他ならない。

母語以外の外国語を身につけるのが難しいのは、「無駄な音」として捨てている音の中に、その言語の重要な音が含まれているから。さらに、音声を区切る場所が違う。認識フレームが違うのである。同じ音声波形が「掘った芋、いじるな」と聞こえるのも「What time is it now?」と聞こえるのも、認識フレームの違いなのだ。

ことばを聞きとれるのは、音声波形をパーツ化して構成する認識フレームを獲得した証拠なのである。

自閉症児がことばを認知できないのは、ここがうまくできないからだ。

ことばの始まり

そもそも、ことばの存在に、赤ちゃんはどうやって気づくのだろうか。

水の音や風の音は、音節に区切ったりしないのに。

実は、「目の前の人の筋肉運動」を脳に写しとることによって、ことばの単位を身につけるのである。

つまり、音を分解する能力は、音から始まるのじゃない。「発音体感」の受け渡しによって、培《つちか》われるのである。

新生児の共鳴動作実験というのがある。

生まれて3時間の赤ちゃんでも、この実験ができるという。

赤ちゃんの目の前（20センチほどの距離）で、舌を出して揺らす。やがて、出したり入れたりを繰り返すと、赤ちゃんが真似《まね》をするのである。

これは、驚くべきことだ。生まれて3時間の赤ちゃんでも、目の前のピンクの物体が、自分のどこにあたっていて、どうすれば同じことができるかわかっているということなのだから！　人間には、この能力があるから、ことばをしゃべれるのである。

ただし、赤ちゃんだって気が向かないことがある。自分の赤ちゃんで実験してみて応えてくれないからといって、心配しないで。

ミラーニューロンが「ことば」と「世界」を創《つく》る

この驚異的な能力を可能にしているのが、ミラーニューロンである。

ミラーニューロン、鏡の脳細胞と呼ばれるこの細胞は、目の前の人の表情や所作を、鏡に映すように、自らの神経系に直接写しとる。

目の前の人が満面の笑みを浮かべれば、ついつられて微笑《ほほえ》んでしまう。あれは、ミラーニューロン効果なのだ。

赤ちゃんを抱きながら、「ママよ」「ママと行こうね」と声をかければ、「ママ」と発音した時の筋肉運動（口腔《こうくう》周辺と横隔膜のそれ）と身体《からだ》に起こる音響振動、息の風圧が赤ちゃんに与えられる。赤ちゃんは、それをミラーニューロンで写しとって、ことばの認識フレームを作り始めるのである。

赤ちゃんのミラーニューロン効果は強く、赤ちゃんがクリスマスツリーのイルミネーションの点滅に合わせて、口をパクパクする現象なども報告されている。人類は、目で見たものを、口腔周辺の筋肉運動になぞらえる能力がとても高いのだ。人類にとってことばとは、かくも認識と表現の中核を担《にな》うものなのである。

赤ちゃんは、他者の筋肉運動に共鳴し、ときには人間によらない周囲の現象にも同様に共鳴し、「ことば」の存在を知り、「世界」の仕組みを知るのである。

「存在」をうまく認知できない自閉症児の脳

脳科学上、ことばを獲得できない重度の自閉症児は、このミラーニューロンがうまく機能していないと予測される。つまり、生まれつきミラーニューロンがうまく作用しないという障害である。

人は、所作もミラーニューロンによって、手に入れる。

赤ちゃんに「バイバイ」と手を振ると、同じように手を振り返してくれる。あまりにも当たり前の、日常の風景である。

多くの人は、ただ見たとおりに真似をしただけと思っているかもしれないが、それは違う。目で見たとおりに真似をすると、手の甲がこちらを向くはずなのである。なぜならば、赤ちゃんの目には、相手の手のひらが映っている。目で見たとおりに真似をするなら、手のひらを相手ではなく、自分に向けることになるのである。

手のひらを相手に向ける以上、赤ちゃんは、「目で見たままに真似をしている」のではない。相手の全身の筋肉運動を、自分の神経系に写しとっているのである。

自閉症であることを見抜く症状の一つに「逆手バイバイ」というのがある。「赤ちゃんのころ、手の甲を相手に見せて、バイバイしませんでしたか」という質問が、母親に向けられる。自閉症児に見られる所作の一つなのだという。

逆手バイバイが、自閉症を見抜く症状なのだとしたら、やはり、自閉症児は、ミラーニューロンがうまく機能しない脳の持ち主だと考えられる。

ミラーニューロンがうまく機能しないと、「カーテンの前の母親」という風景から、母親だけを切り出すことができない。雑踏音の中から、自分の名前だけを切り出すことができない。「存在」をうまく認知できないのである。

そもそも「周囲と共鳴して、口腔表現をしたい」という欲求さえ起らない。赤ちゃんが母親を熱心に見つめて、喃語《なんご》（乳児のことばにならない音声）で話しかけてくる。からかってあげると、きゃっきゃと笑う。あの、愛《いと》おしいしぐさは、ミラーニューロンのなせる業なのだ。

愛が足りない？

私には、重度の自閉症児を育てた平岡美穂子《みほこ》さんという親友がいる。息子さんの子育てに自閉症療育の先進国アメリカの手法をいち早く取り入れ、成人した息子さんのために、理想のグループホームまで作った方だ。ＮＰＯ法人広島自閉症協会の役員で、私の自閉症学習の師でもある。

平岡さんによると、反応に乏しい自閉症児を見て、「もっと、愛情をかけてあげなきゃ」とアドバイスしてくる人が後を絶たないと言う。「抱きしめてあげれば、治りますよ」と。自閉症児の母たちにとって、このアドバイスほど不要で残酷なものはない。

ミラーニューロンがうまく機能しない自閉症児は、「ミラーニューロンに映るもの以外を無視する」こともできない。経験によるフィルター（「騒音を無視する」のような緩衝作用）が働かないから、五感が新生児のように鋭敏なのだ。光はひたすら眩《まぶ》しく、音はひたすらうるさく、皮膚接触にも強く反応する。

自閉症の子は、「心を閉じている」のではない、その逆だ。「意識の扉を閉じられなくてつらい」のだ。その子の心を開こうとして、ことさら強いコミュニケーションを試みることがどれだけ残酷なのか、想像してみてほしい。

さらに人の動作や所作を認知できないため、他者の動きは、常に予想外で神経に障《さわ》る。人が不用意に近寄ってきて、べたべた触るのに耐えられるわけがない。「愛を注がれる」なんて、ひたすら恐怖なのである。

自閉症児の母たちに、「愛情が足りない。もっとかまってあげれば、きっと治る。

がんばって」なんていうことばは絶対に言わないでほしい。言う方は気持ちいいが、言われた方は心がやけどをしたような気持ちになるひどいことばだ。

愛では解決できない

しかし、日本では自閉症の真実を知る人が少なく、福祉の専門家でも、愛を口にするのだそうだ。「手をつなごう、笑顔でわかり合おう」で、自閉症をなんとかしようとする支援組織がいまだ主流だと聞く。

脳の状態から言えば、自閉症児に接するときは、平常心を心がけるしかない。穏やかに、ややクールに。気持ちの乱高下はもとより、「豊かな表情」さえ仇《あだ》になる。ミラーニューロンが働きにくい以上、その脳に見せる「表情」や「行為」は、数が少ないことが大事なのである。

ことばも、できるだけ簡素化して、数を絞る必要がある。たとえば、「おやつ食べようね」「おやつにしようか」「おやつだよー」が、すべて同じ意味だなんて、自閉症児にはわからないのだ。

「おやつ」の絵カードを見せながら、「おやつ、食べます」と一人称表現をしてあげる。それを繰り返すと、やがて「おやつ、食べます」ということばを理解し、おやつカードを指さして、おやつを食べたいことの意思表示ができるようになる。コミュニケーションの開通である。

車のキーを見せながら、「学校へ行きます」と声をかけ、学校へ連れて行く。そのルーチンを繰り返してあげると、自閉症児は「学校へ行く」ということを理解して、落ち着く。いつもと違うことはしてはいけない。ちょっと買い物に寄る、そんなイレギュラーな行動が、自閉症児の認知を混乱させることがあるから。

これらを教えてくれたのは、前述の平岡さんだ。

「ことば」「行為」を切り出しにくい脳に、それを刷り込む。それには、「ことば」「行為」そのものを簡素化することと、ルール化して周囲が順守する必要がある。

面倒くさい？ いやいや、愛で心を開こうとして、自閉症の子どもを脅《おびや》かし、成果が上がらないというジレンマにくらべたら、ずっと簡単で、近道だ。

早期療育だけは特別

ここで誤解のないように、アメリカ発祥のＥＳＤＭ(Early Start Denver Model)についても紹介しておこうと思う。

ＥＳＤＭは、２歳前に開始し５歳までに終了する、自閉症児に対する超早期療育プログラムだ。実は、このプログラムでは、指導者は、自閉症児に対して、ことさら大げさな態度を示すのである。

たとえば、自閉症の子どもたちに、ある作業をさせる。2歳児にもできる簡単な遊びで、その成果が目視できる作業。それが成功したときに、傍らの支援者は、大げさに歓《よろこ》び、褒めてやる。子どもは、自らの行為が周囲に影響を及ぼすことを認知し、この世はインタラクティブ（相互作用）で出来ていることを知るのである。

感じる力が強すぎて、過敏な自閉症の子に、感情を伴う大げさな態度をとることは本来御法度《ごはっと》のはずなのに、なんと6歳未満の子には、これが功を奏する。6歳以上の自閉症児に対しては、前述のとおり「大げさな態度」は怯《おび》えを生むだけなので、このプログラムは、厳格に5歳までで終了される。また、遅くとも2歳のうちに始めないと効果がない（やはり怯えさせるだけ）ので、開始する年齢もまた重要である。

現在、アメリカにおいてESDMは、自閉症の人たちのコミュニケーション能力に寄与する、大変重要な脳への働きかけだと評価され、すべての子どもたちが（自閉症と診断されていなくても親が疑いがあると思えば）、無料でこのプログラムを受けられる。それほど、このプログラムの効果が認められているのである。

しかしながら、日本では、自閉症の早期発見にあまり力が注がれておらず、知識のある親が1歳のころからわが子の自閉症を疑って専門家に相談していても、専門家が自閉症と正式に診断するのは、多くは3歳児健診の頃だという。これでは、アメリカで劇的な効果を生んでいるこのプログラムを行使できない。

確かに赤ちゃん期の脳は個性の出方にばらつきがあり、早期発見が難しいのは事実だ。しかしながら自閉症が〝忌《い》むべき病〟扱いをされているこの国では、「自閉症」と診断されたときの親のショックが大きいのも、この診断遅延に拍車をかけているのではないだろうか。

自閉症は、脳の認知スタイルの一種であって、アインシュタインやココ・シャネルなど天才たちの多くがこの脳の持ち主であること。しかも、この脳に欠けがちな社会適応力を、早期にアシストして、劇的に改善する方法があること。この二つを世の中の人が知るだけで、親たちのショックや、専門家の躊躇《ちゅうちょ》を消すことができる。

その疑いのある子を持った親だけではなくて、世間の人々みなが知ることが、とても大事なのである。

増え続けている発達障害

アメリカ疾病《しっぺい》対策予防センター（ＣＤＣ）によれば、アメリカの8歳児の自閉症有病率は、2002年には150人に1人だったのに、2016年には54人に1人となっている。3倍に迫る増加である。一説には、自閉症の理解が進んで、自覚できる親子の数が増えたからだとも言われてはいるが、だとしても「真実の数」に驚かされる。

日本では、2012年の文部科学省の調査によると、小中学生の6・5%に発達障害の可能性があると指摘されている。障害として支援が要るほどの自閉症というわけではないのだが、発達障害を呈する子どもたちの数は、今やクラスに2人はいる計算になる。

現場の先生やスクールカウンセラーの実感を聞いても、「30年前には、学年に1人いたかいないかのコミュニケーションが取れない子、授業中に徘徊《はいかい》する子」が、2000年ごろからクラスに1人くらいはいるようになり、現在はクラスに2〜3人いることも珍しくない。地域によってはもっと多い、と言う。私の友人の元小学校教諭は、その職を辞してしまった。「小学校教育ができない。まるで保育園だ」と頭を抱えて。

自閉症に生まれること自体は、問題ではない。社会性が低くても、その独自性で人類に貢献できる。社会には適応しにくいのは事実だが、それを早めに支援して改善してあげればいいだけだ。

今、オーティズム（独自脳）の数は、着々と増えている。その昔、オーティズムが少なかった社会では、ティピカルの集団がオーティズムをつまはじきにしても、個人の問題であって、社会の問題にはならなかった。しかし、数が増えてくるとそんなわけにはいかない。オーティズムの働きやすい社会を作り、かつ、ティピカルのやりようを教える早期療育を推進しないと、社会が壊れる。

教育現場の崩壊が叫ばれて20年、今は、企業社会が壊れつつあると言われている。自閉症の増加や、発達障害の増加と決して無関係ではない。

ESDMを脳科学で考える

ちなみに、先ほどのESDM、脳科学上も、大変有効な手段のように見える。ESDMの効果について、私は以下のように考える。

ヒトの脳は、生まれたときに人生最多数のニューロン（脳神経細胞）を持っており、成長の段階で、劇的に減る期間がある。2歳後半から3歳までに大脳のニューロンを劇的に減らし、かわりにニューロンネットワーク（脳神経回路）を増やしていくことがわかっている。脳全体で言うと4歳から6歳までにも、同様の現象が起きると言われる。

ニューロンは、認知のために使われる「感じる細胞」で、その数を減らすということは、「感じすぎる脳を、適正な感度の脳に変える」ということ。ネットワークを増やすのは、脳の外界への適応力（コミュニケーション能力を含む）を上げることに他ならない。

つまり、2歳から6歳までの間に、ヒトは、「感じすぎる脳を、適正な感度の脳に変え、外界適応力を上げる」のである。

ＥＳＤＭは、その期間にのみ功を奏する。とするならば、過剰に感じやすい自閉症児の脳に、通常の刺激以上の大げさな「感情を伴う反応」を示してやることで、「認知の濃淡」をつくりあげ、「捨てるべき感性」を教えてやれるのだろう。

脳の機能性で見ると、この方式の有効性が際立《きわだ》ってわかる。あらためて、自閉症の早期発見が望まれてならない。

逆に言うと、健常な脳であっても、この時期は、かまってもらうことが重要だ。「認知の濃淡」をつけるために。

親たちは、子どもに関心を寄せ、授乳中は子どもに顔を向け、笑顔やことばをかけてやるべき。絵本を読んでやり、幼い質問にも答えてやってほしい。「虹《にじ》はなぜ7色なの？」とかいうあれだ。答えにくかったら「たしかに不思議ね。ママも知らないの。あなたが、いつかわかったら教えてね」と言えばいい。

前述の平岡さんは、成人した自閉症の息子さんと過ごす週末時間を、とても大切にしている。「傍にいると、清らかな気で満たされる。世間の雑音がみんな消えて、心がリセットされる」と。

――繊細な意識の扉を開いて、穏やかにそこにいる。自閉症の脳は、周囲を清らかにし、平らかにする思念波の発信源なのに違いない。その鋭敏な意識が、私たちが日ごろ見えていないものに反応して、インスピレーションを与えたり、救ってくれる可能性もある。この国が、こういう純粋な魂を包含できる成熟社会であってほしいと、私は心から願う。

でもね、と、あるとき、平岡さんがおっしゃった。「ことばがしゃべれない、コミュニケーションが成立しない。発達障害がそこまで重度だと、障害児として認定され、早くから社会のサポート体制に支えられる。親の覚悟も決まる。それよりも、もしかすると、ぎりぎりセーフの子たちと、その親たちの苦悩と戸惑いのほうが深刻かもしれない」と。

「ぎりぎりセーフ」のほうが深刻

私の親友のお嬢さん（中学生）は、普通に学校に通い、成績も悪くないし、運動もできる。手先については驚くほど器用なのだ。しかし、挨拶《あいさつ》ができない。大人の問いかけにはほとんど応えない。反抗しているのではないのである。理解さえすれば、母親の「〇〇しなさい」という命令を、どこまでも守る。言ったほうが「そこまでしなくても」と切なくなるまでに。

彼女は、よほど心を開いた相手にしかうなずかない。相手を承認したことを知らせる微笑もない。うなずいたり、笑ったり、「ん？」という顔をしたり……普通の女の子がする「対話しぐさ」が極端に少ないのである。そして、目を合わさない。かと思うと、何かに目を合わせたら、ロックオンして外さない。

若い人のそういう態度が気にならない人から見たら、個性派のクールビューティに見える。私もさして気にしていなかった。一緒にいる彼女の家族が、常にすばやく彼女の気持ちを代弁してくれるので、彼女の声を聞いたことがなくても、不便はなかったのだ。

私が彼女について真剣に考え始めたのは、母親である私の友人が、「最近、娘に腹が立って腹が立って、止められない。とうとう手を上げてしまったんです」と苦しい胸の内を明かしてくれたからだった。目をそらして、返事もしない。「こっちを向きなさい」と言えば、真正面から睨《にら》み返して、表情も変えない。問いかけに、まともに応えない。そういう個性の子だとわかっていても、耐えられない日がある、と。

聞けば、幼いころから、コミュニケーションのとれない彼女に代わって、2歳上の姉が妹の気持ちを代弁し、大人たちのことばを〝通訳〟してきたのだという。小学校の時には、自分のクラスにいられず、授業中も姉のクラスで過ごしていたというから、彼女にとって、姉は、社会とのかすがいだったのだろう。

そして、先生がそれを許したというのは、かなり特異に見えたからだと思う。とても、二人を引き離せなかったに違いない。やがて、学校側がそれを試みたときには、体育館に鍵《かぎ》をかけて、何時間も閉じこもってしまったというから、かなり深刻なのである。

しかし、おおらかな田舎の小学校と、楽天的な母親が、「彼女は個性的な子」として、普通に接した。それは結果として、よかったのだと思う。実際、彼女は学校に楽しく通い、自分の立ち位置を確立している。

母親も、今は、彼女の脳の個性を深く理解して、「いじらしい子」「凛《りん》としていて、我が子ながらかっこいいと思うときがある」と表現している。

ただ、彼女の社会との戦いは、おそらく、これから始まる。

「判定」されない共感障害

彼女に起こっているのは、ミラーニューロンになんらかの問題があり、共感力が著しく低い、という症状である。

重度の自閉症児のように、ミラーニューロンがまったく働かないわけじゃない。ことばを理解し、本も読む。このため、行政も病院も学校も、彼女を障害児だとは判定しない。

しかし、ミラーニューロンがうまく機能せず、共感力が著しく低いので、相手の思惑や事情を汲《く》むことができない。「挨拶を返されない人」「目を合わせてもらえない人」「うなずいてもらえない人」がどれだけ不快なのかがわからない。ひいては、相手の事情や気持ちが理解しにくい。自分の気持ちもわかりにくく、それをどうしたらことばにできるかもわからない。

さらに、周囲との「行為の共鳴」も難しいので、たとえば、みんなと同時に笑って写真に納まる、ということができないのである。極端な写真嫌い。共感障害者は、彼女のように集合写真を極端に嫌うことが多い。また、人と連れ立って歩くときに「なんとなく群れる」ことができず、群れから離れてしまう。

残念ながら、大人社会の中で、このタイプは、人の気に障る。

今のところ、先輩や大人に媚《こ》びない女子中学生として、「カッコイイ」と言ってくれるクラスメートや憧れてくれる後輩がいるそうで、学校は居心地がいいらしい。一安心である。しかし、「反抗がカッコイイ」年齢を過ぎた成熟した人間関係の中では、不協和音を奏《かな》でるのは必至で、大切な友だちとの軋轢《あつれき》もやがて経験することになるだろう。大学や職場などの人間関係では、とても無傷でいられるとは思えない。それを乗り越えて、彼女は生きていかなければならない。

「自閉症児」と診断されなかったのに、共感障害を持つ子。この子たちが、おそらく、最も生きにくい。

日本は、アメリカのように、「返事もしない、目も合わせない子どもたち」が、子ども番組のキャラクターとして登場する国ではない。彼女の行く道は平坦《へいたん》ではないと思う。けれど、この個性の脳にしかできないことが必ずある。彼女の場合、この脳の傾向のおかげで、細かい手作業が驚くほど正確にできるのである。

独特のコミュニケーションスタイルをわかってくれる人は少ないだろうが、その絆《きずな》は熱く強い。きっと、悪い人生じゃない。

障害としての自閉症。それだけを自閉症と呼んでいると、こういう子たちを救えない。

自閉症スペクトラム

アメリカが、オーティズムに生きる場所を与えたのは、それを障害ではなく、脳の個性として捉《とら》えたからだった。アメリカでは、「オーティズム（独自脳）の持ち主の中に、社会生活が困難で、支援が必要な人たちがいる」という捉え方で重度の自閉症児を見ている。だからこそ、周囲の理解によって、自立できるオーティズムを、できるだけ増やそうとしているのだ。

一方、日本は自閉症ということばに、まさに閉じ込められてしまった。重度の自閉症じゃなければ健常者であり、健常者ならば、他人と同じように生きなさい、というように。

このため、アメリカのオーティズムの考え方になぞらえるために、日本では「自閉症スペクトラム」ということばを使うようになった。

自閉症とは重度から軽度まで、境界のない連続した症状（スペクトラム）である、という考え方を取り入れるために。

残念ながら、私はこの呼び名にも合格点を与えられない。オーティズム（独自脳）という表現には、後ろめたさが微塵《みじん》もない。そこには、エリートや「人当たりのいい素敵な人」は少ないかもしれないが、天才も「時代の寵児《ちょうじ》」も含まれる。私自身、自分がオーティズムだと知ったとき、なんだか特別な感じがして、少しだけ嬉《うれ》しかった。もちろん、今までの悪目立ちを振り返って、身がすくむような思いの方が強かったけど。

自閉症スペクトラムということばは、自閉症という概念を健常者の領域にまでなんとかひっぱってきたが、ネガティブイメージをまだ引きずっている。独自な脳で生きることのネガティブイメージを払拭《ふっしょく》できていないからだ。

自閉症のようなネガティブな病名がつくのであれば、大人たちは、子どもにこの名が与えられるのを怖がる。「あなたの子は、自閉症スペクトラムです」と言われてショックを受けたという親御さんから相談を受けることもある。

私もそうですよ、と応えると、皆さんびっくりする。自閉症スペクトラムだと言われただけじゃ、「かなり個性的です」と言われたのと変わらない。要は、共感障害があるかどうか。共感障害が認められるなら、その子の社会適応性を上げる努力が必要になる。ただそれだけのことだ。何も怖《おそ》れることはない。

社交的な共感障害者もいる

さて、先ほどの女子中学生のお母さんは、私の親友であり、「序章」に登場した、エレベータのボタンがうまく押せないスタッフでもある。

実は、母親の方も、共感障害の持ち主なのだ。

母親は、共感障害はあるものの、明るい社交家である。朗らかな美人で、どこまでも前向き。誰とでも、分け隔てなく友だちになれる。彼女の好奇心に巻き込まれて、多くの人が夢を見る。共感障害なので、遠慮がないし、人の反応を無視できる強さがある。相手が多少引いても、ビビることがない。予約のキャンセルなど、普通ならかけにくい電話にも躊躇がない。場の雰囲気を盛り上げる天才で、スタッフとしては宝物だ。どんなに過酷な行程も、彼女となら、笑いながら乗り越えられる。

共感障害なので、そりゃたまには、常軌を逸した勘違いだってあるが(「枝豆を買ってきてくれる?」と千円札がなかったので五千円札を渡したら、五千円分買ってきた、とか)、彼女は同じ過《あやま》ちは二度としない。「こうしてほしい」と伝えて、一度覚えたことは忘れない。周囲に、たまの「びっくり」を笑いに変える余裕さえあれば、彼女は、どんどん機能アップしていくのである。

その輝きにくらべれば、「序章」に記したエレベータのボタンなんか、どうだっていいくらい些細なことである。今は、互いのビジネスサイクルの兼ね合いで、別々の事業に関わっているけれど、きっとまたいつか一緒に仕事をしようと思っているくらいに、私は彼女を買っている。

ただ、彼女が気の毒だなぁと思うのは、日本の企業社会が、たまの「びっくり」を許さないこと。「彼女は常識に欠けている」と思われると、用心されて疎《うと》んじられる。それが見ていて切なかった。

この人の場合、共感障害が娘さんとは違う出方をしている。「人の反応がいちいち気にならずに、我が道を行く」ほうへ活《い》かされているのだ。社交家として活躍もしている。「たまの勘違いもご愛敬《あいきょう》」としてもらえる社会にいれば、出世もできる。

そのうえ、驚くほど勘がよく、地頭がいい。ただ、のちに述べるが、ＡＤＨＤ（注意欠如多動症候群）なので、集中力に欠けるところがあり、「学校のお勉強」は得意ではなかったようだ。

エリートの道を行くには、やや凸凹《でこぼこ》がある。信頼性に欠ける面も多少はあるが、ときどきホームランをぶっ飛ばす。こういう個性の強い脳をうまく活かせる社会にしなければ、本当の成熟社会とは言えない。そう考えた私は、彼女（明るい共感障害）と、彼女の娘さん（ナイーブ共感障害）のために、自閉症の勉強を始めたのである。

しかし、勉強を進めていくにつれ、自閉症のど真ん中にいたのは私のほうであって、彼女たちではなかったことが分かった。

つまり、共感障害には、自閉症タイプと、非自閉症タイプがあるのである。そして今、光を当てなければならないのは、おそらく後者なのだ。

私が自閉症？

私が、自らが自閉症スペクトラムであることを知ったのは、自閉症カンファレンスの会場だった。自閉症判定のためのさまざまな手法の紹介を受けていたのだが、どのテストも、自分が完全に自閉症タイプであることを示していたのだった。

極めつきが、あるイラストを見せられたとき。そのイラストは、中世ヨーロッパの旅人を描いた線画だった。森の木々には、リスが走り、小鳥が止まり、下草の中にはウサギが顔をのぞかせている。旅人は、颯爽《さっそう》と小道を行く。グリム童話の挿絵のような、そんな絵だった。

私は、その絵を見た瞬間、「グリム童話の挿絵？　何のお話かしら」と思う傍らで、「？」と目が留まってしまったのだ。――なぜ、旅人の膝《ひざ》がコーヒーカップなのだろう？　これはコーヒーカップだよね、え～、なんで？

それが気になって、全体を眺められない。もう、何の話の挿絵かなんて、気にならなくなってしまった。すると、帽子が片手鍋《かたてなべ》なのに気づいてしまった。あれあれ～？

この絵を見せた発表者は、こう説明したのである。「実は、この絵の中には、隠し絵が入っています。被験者にこの絵を見せて、なんでもいいから感じたことを話してください、と言うと、ティピカルの人は、絵のものがたりについて話します。森の中を行く旅人ですね、楽しそう、などと。しかし、オーティズムの人は、仕込まれた絵ばかりが気になって、そのことばかりを言い募る。ディテイル（微細な部分）ばかりが気になって、全体性を見失う傾向にあるからです」

はぁ？　いやいや、こんなあからさまな隠し絵、誰だって気がつくだろうよ、と私は突っ込みを入れそうになった。

発表者がその「森の絵」を示したのち、10個ほどの隠し絵のイラストを示した。私は、それらを数秒ほど眺めた後、元の絵に目を戻したら、一つを除いて、すべてがぱっと浮かんで見えたのだった。探す間もなく。

「なんだこれ、何のテストなの？　ちっとも隠し絵じゃないし」と、隣席の友人たちに声をかけようとしたら、彼女たちは「え～、わからない、見つからない」と話している。そして「私がわかったのは、これだけ」「私も～」と指さしていたのが、私がどうしても見つけられないその1個だったのだ。

明らかに、彼女たちと認識フレームのありようが違うのである。まるで、「掘った芋いじるな」と「What time is it now?」くらいに。

他の判定プログラムも、「オーティズムは、なんと、こう答えるんですよ」と発表者が言い、会場の多くを占めるティピカルたちから忍び笑いがもれる回答こそが、私の脳にとっさに浮かんだ回答なのだった。

葉を見て、森を見ず

自分が、「ディテイルにこだわって、全体を見失うことがある」脳の持ち主だと腹に落ちたら、これまでの人生のさまざまなシーンが、次々と浮かんできた。

新入社員だった頃は、先輩の説明がよくわからなくて、たまらず質問をすると「今は、そこの話をしていない。後にして」と叱《しか》られることがよくあった。同僚には、「きみと一緒だと、全容をつかみ損ねる。ちょっと、黙ってて」と言われたこともある。

おそらく、「森のものがたり」をつかもうとしている人たちに、「なんで、膝のアップリケがコーヒーカップなの？　ねぇ」と言い募っているみたいなものだったのだ。木を見て森を見ず、どころか、葉を見て森を見ず、である。

質問スルーもよくされた。複数のメンバーで同じ話を聞き、他のみんなは作業を開始できたのに、私は、何から始めたらいいかわからないなんていうことも、一度や二度じゃない。そう考えると、かつての先輩や同僚たちは、よくぞ私に耐え、育ててくれたと思う。

思い返せば問題児

母によれば、小学校1年生の時、すべての回答に丸が付いていたのに35点と書かれたテストをもって帰ってきたのだそうだ。母が先生に理由を尋ねたら、「いち早くテストを終えた伊保子さんは、上履きのまま椅子《いす》の上に上がって、黒板に背を向けて机の上に腰を下ろし、膝の上に肘《ひじ》をついて、後ろの子の答案用紙を覗《のぞ》き込んでいた」というのだ。お行儀の悪さで65点マイナスしました、と。そんなこと、問題児以外の誰がするのだろう（冷や汗）。

小学校3年生の時には、地元の少女合唱団の入団試験を受けに行き、「音楽以前の問題。どのような育て方をしたらこうなるのか」と言われて不合格だった。私は、言われたとおりにしたつもりだったので、青天の霹靂《へきれき》。母もむっとしていたので、何かの誤解だったのだろうと思ってきたけれど、こうなると、俄然《がぜん》、私が何かしたに違いないと思えてくる。

そういえば、小学校の同級生たちに、30代半ばで再会したとき、「あなた、目が覚めたのね」と言われたことがある。

きょとんとする私に、二人の同級生が声をそろえて曰《いわ》く――あなたは、いっつもぼんやりしてて、学校が終わったことにも気づかない。「終わったよ」って声をかけると、「ほえ」なんて変な返事をして、そのまま帰ろうとするから、私たちがランドセルに教科書を詰めて、背負わせてあげたのよ。覚えてる？

覚えているわけがない。私は、自分がぼんやりしていたことにも気づいていなかった。自分はなかなか利発な少女だったと、その時まで信じていたのに。

人生の前半を思うと、身がすくむ思いがする。

自閉症なのに、コミュニケーションの専門家

今の私は、感性とコミュニケーションの第一人者と呼ばれている。コミュニケーションを科学で語り、理系男子にもわかる女心論を展開し、著書は「目からうろこの発見」満載だと賞讃《しょうさん》されている（自分で言うのもなんですが）。

もしも、私がコミュニケーションのプロになれているのだとしたら、それはおそらく、コミュニケーションの生来の才能が、皆無だったからなのだろう。あまりにも、人と認識フレームがずれていたために、それを補正することが自分自身の人生の学びになったのに違いない。

私に利があったとすれば、認識フレームを構成する認識点が、人より多かったことではないかと思う。私は、人が「なんでもない」と見過ごすものを、「なぜ、この色なの？　なぜ、この長さなの？　なぜ、このタイミング？　これには二つの使い方があるよね？」といちいち気になってひっかかる子どもだったのだ。そんな私の質問攻めを、母はけっして疎ましがらなかった。質問を一緒に楽しんでくれたのだ。そのおかげで、豊かな認識点が温存できた。認識点が多いために、それをつなげて作る認識フレームを、柔軟に補正できたのだと思う。

あるいは、物理学を修めたことで、「常識の外し方」「発想の大胆な展開の仕方」を脳が知ったこともあるかもしれない。なにせ、物理学の世界は「発想をひっくり返す」の連続だもの。たとえば浮力は、「ものには浮かぶ力がある」と考える一方で「液体には、ものを押し上げる力がある」と考える。極めつきは、時間が相対的だと考える相対性理論。素粒子の世界にも、頭がひっくり返りそうな展開が多々ある。

見れば、踊れる

そして、なにより、私は所作に関しては共感力が高いのである。

私は、19歳で人生最初のステップを踏んだ時から、ダンスが得意だった。「見れば、踊れる」という才能があったのだ。ミラーニューロンがとてもよく働き、人の身体の動きに反応するのがうまいのである。若いうちは、たいていの振り付けは、一目見ただけで再現できた。一度聞いただけの人の話も、テープレコーダーのように再現できると驚かれた。

もちろん、「あっちむいてホイ」には、めっぽう弱い。若いうちは、目の前の人と共振してしまうようなところがあって、悲しい人といると自分も悲しみを増幅してしまう。祖母からは「医者と弁護士にだけはなってはいけない。人の醜い面ばかりを見て生きるようにできていない」と忠告されたこともあるくらいだ。そのことばは、祖父の残したことばだった。「私の血を継ぐ者は」が先頭について。となると、祖父も共感力の高いオーティズムだったのだろう。

私に才能があるとしたら、この共感力に他ならない。共感力で、コミュニケーションのズレを見抜き、その補正方法を見抜いた。

私の脳を分類するなら、かなり細かい着眼点を持つ、共感力が高いオーティズムということになるのだろう。

つまり、オーティズム（自閉症スペクトラム）のすべてが、共感障害者というわけではないのである。

要は、認識フレームの数の問題だ。感じる力が強すぎると、幼少期に「認識の濃淡」が現れず、認識フレームが増やせない。感じる力が標準的だと、典型的な認識フレームが量産できる。感じる力がやや強めだと、典型的な認識フレームの周辺に、デリケートな認識フレームが多く作れて、共感がきめ細やかになる。

自閉症児はミラーニューロン過活性だった！

世間では、自閉症＝共感障害の方程式が浸透している。

障害としての自閉症の場合は、たしかにそう。しかし、一方で、私のように、共感力過多のオーティズムもいる。それはいかなる矛盾なのだろう？

……いや！　矛盾なんかじゃない。自閉症児の場合、ミラーニューロン不活性なのではなく、ミラーニューロン過活性なのだ！　ミラーニューロンが活性化しすぎて、うまく機能しないという事態。細かい情報を拾いすぎるために、とっさの判断に使える、適正な認識フレーム生成に失敗するケースなのではないだろうか！

つまり、ミラーニューロンを基軸として見れば、自閉症の定義はより明らかになる。

まとめると――

ヒトの脳には、ミラーニューロンという細胞がある。世の中の事象を脳に映す鏡である。ミラーニューロンは、ほどよく働いて、ほどよく世の中を映す必要がある。「自分に必要なものだけ」を、目の前の事象から要領よく切り出すために。

ミラーニューロンが強めに活性化すると、世の中の細かいことが気になって、全体をさくっと見切ることができにくくなる。しかし、新しいものの見方ができる脳であることは間違いない。天才も変わり者も、時代の寵児も問題児も、この範疇《はんちゅう》に多くいる。

ミラーニューロンが過剰に活性化すると、世の中の事象のすべてが脳に映って、苦しくて仕方がない。重度の場合は、周囲の「ことば」も「所作」も切り出せず、コミユニケーションが取れず、知的発達障害が生じてしまうこともある。ミラーニューロンの活性度合いはシームレスなので、当然、自閉症の症状もシームレスに現れる。ミラーニューロンの活性度合いと、社会の包容力によって、病名がつけられる範囲は変わる。

記憶の「静止画」、シャッターアイ

私はミラーニューロンやや過活性で、一般の人より多くの着眼点を拾ってしまうのだと思う。

だから、他者の身体運動を自然に写し取って、見ただけでステップを踏める。記憶の「静止画」も検索できる。学生時代は、授業の板書を思い出して、その文字を読むこともできた。今でも探し物をするときに、脳の中で「記憶の棚」を眺めることもある。

このような、「記憶の一瞬」を写真画像のように記憶する能力をシャッターアイと呼ぶ。オーティズムの持つ能力の一つである。

見慣れた枠組みと数字の組合せ（たとえばカルテとか）ならば、オーティズムでなくても、この能力が使える。脳がパターン認識しているからだ。しかしながら、オーティズムのシャッターアイは、「定型でない、初めて見た風景」にも適用される。旅先で入った本屋の棚とか、先生が自由に書き散らした板書とかね。

試験のときに、板書を思い出したりできるので、便利といえば便利だけど、すべての板書に適応されるわけじゃない（心の琴線に触れた風景だけシャッターが切られ、意図的にできるものじゃない）ので、あてにはできない。

一般的な脳（ティピカル）は、「要領よく、自分に必要な情報を切り出す」ので、旅先の本屋で「前から欲しかった、あの本」を見つければ、それだけが情報として残り、３冊右隣の興味もない本のタイトルなんて認知もしなければ、記憶にも残らない。オーティズムは、うまく切り出せないので、しかたなく万遍なく認知して、写真のように記憶に残す。だから、シャッターアイなのだ。

多くのオーティズムは、年を重ねてくるにつれ、ある程度「切り出し」がうまくなり、また、脳の短期記憶容量も少なくなってくるので、シャッターアイは鈍ってくる。それでも、ティピカルよりも多くのものを感知していて、これが多くの気づきを生み出すことも。「ぼんやりしてるかと思ったら、いきなり、斬新《ざんしん》なアイデアを出してくる」タイプは、おそらくオーティズムである。

私は、きっと、幼少の一時期、障害としての自閉症と紙一重のところにいたのに違いない。

多くの着眼点に呑《の》み込まれて、ことばを認識できない症状と、私のものの感じ方がそう離れているとは思えないのだ。幼いころ、これよりほんの少しでも着眼点が増えたら、溢《あふ》れて像を結ばない、いっぱいいっぱいだ……そんなクライシスに襲われたことが、何度となくある。色の洪水や、音の洪水だ。たぶん、実際に溢れてしまったこともあるのに違いない。それが、小学校の時の「ぼんやり」の原因なのだと思われる。

さて。

自閉症に関しては、この理解さえあって、「ミラーニューロン過活性の脳にどうしてあげればいいのか（過敏な脳を脅かさずにすごさせてあげるにはどうしたらいいのか）」を社会全体が追求すれば、社会の包容力が上がるに違いない。

ミラーニューロン過活性を抑制する手法が生み出されれば、軽度の自閉症の人たちは、セルフコントロールが可能になるはずだ。ミラーニューロン過剰を抑制する治療法が生み出されてもいい。

ミラーニューロンで自閉症を考える、は意外に大きな発見なのでは？　いやいや、医学界では、すでにそう捉えて、研究は進んでいるのかもしれない。私が自閉症の資料の中に見つけられないだけで。

なお、ここで述べたことは、脳の機能性という見地から自閉症を見た場合の「見え方」である。思考の実験であり、医学的に証明されたことではないので、ご了承ください。

ただ、この見方をすると、救われる人は増える気がする。

自閉症児の親御さんたちが、「心を閉ざしているのではなく、脳の鏡に映るものが多すぎて、選択できない事態」だと捉えることで、「その症状の延長線上に、個性派の脳、ときには天才脳がある」と知って、精神的に救われてくれたら、本当に嬉しい。

素数の匂《にお》い？

ミラーニューロン過活性の自閉症スペクトラムの脳の持ち主が、理系に多いと言われている。それは、数と脳の関係がより濃厚だからなのではないだろうか。生きて行くのに直接は役に立たないものとして、ティピカルの脳が捨ててしまった感覚の中に、数への実感があるのかもしれない。

自閉症スペクトラムの私は、幼いころから素数に匂いを感じたり、触感を覚えたりすることがあった。「7は、緑の絵の具の匂いだ」と思っていた。小学生の時、私の絵の具箱に入っていた、緑の水彩絵の具の匂いである。とっさに素数とわからない大きな数にその匂いを感じると、調べてみれば、それは必ず素数だった。ただし私の場合、すべての素数にその匂いを感じるわけじゃない。だから、クイズのように、「これは素数ですか」に確実に答えが出せるわけじゃない。たとえば、3や5には匂いを感じない。11は、7とは別の匂いだ。それ以上の多くの素数には、匂いとも触感ともつかないニュアンスのようなものを感じる。なぜか、17や19など、10番台の後半の素数には、とりわけ独特の感覚を覚える。

この話、私にはあまりにも当たり前のことなので、他人に話したことがなかった。「バナナはバナナの匂いがするね」みたいなことなので。

我が家の息子が中学生のとき、一緒に美術館に行って絵画を見ていたら、彼が「この画家には、10番台の後半の素数の匂いがするね。17とか19とか」と言い、「あ〜、まさにその通りね！」と共に感動したことがある。

素数の匂いの話を息子にしたこともないのに、息子も「10番台の後半の素数」をくくりだすなんて、やっぱり親子ね……と感動して、友人にその話をしたら、「なにそれ？」と言われたのだ。「そもそも、素数の匂いって何？」と。素数に匂いを感じない人がいることを、そのとき私は初めて知ったのだった。

その時点で、私たち親子が自閉症スペクトラムであることを疑うべきだった。そうすれば、もう少し要領よく生きてこられたかもしれないのに。

ＡＤＨＤは自閉症の対極

さて、共感障害は、ミラーニューロン過活性（世の中をデリケートに眺めるオーティズム）にだけ起こるわけじゃない。逆に、世の中を紋切り型に見る、「決めつけが潔《いさぎよ》すぎる」脳にも、これが起こる。

前述の私のスタッフの女性は、ＡＤＨＤである。明らかにそれが原因で、共感障害に陥っていた。

ＡＤＨＤは自閉症によく似たコミュニケーション障害を呈するため、自閉症と共に語られることが多いが、ミラーニューロンを基軸に考えると、実は対極の症状と言える。

ＡＤＨＤは、ノルアドレナリン欠乏で起こる、極端に注意力散漫な状態。ノルアドレナリンは、集中力や注意力を作り出す脳内ホルモンである。

注意力が散漫なために、周囲のいろいろな点がちらちら目に入るが、その関連性を見抜く能力が低い。このため、一つ一つの認識フレームが単純な〝ブツ切れ〟になる。認識フレームの〝無責任〟生産型なのである。

周囲の情報が微細に脳に飛び込んできて、その関連性を切り離せないために、認識フレームがなかなか作れない自閉症とは対極の脳だ。

ＡＤＨＤの素敵な個性

認識フレームがシンプルなので、潔く「世界」を切りとる傾向にあり、判断が素早い。その判断が間違っていたときは、別の認識フレームに素早く差し替えて対応してくる。

たとえば、マーケティングの仕事の一環で色を選ぶようなとき、電光石火で一色を選び出す。「黒ですね」のように。その言い方は、確信が深くて、なかなかにかっこいい。そして、「黒はないなぁ」と言われたとき、「え、じゃ、黄色？　赤？　白？」というふうに、ぱぱっと代替案を押してくる。

ADHDじゃない人から見ると、「ものを考えていない」ように見えるのだが、そうでもない。認識フレームが事象を選び出す速度が速いだけで、脳はちゃんと感じ取り、一瞬ではあるが「これしかない」と判断しているのである。

このため、溢れる情報の中から、「気になる情報」を探し出すような作業がとても得意な脳なのだ。私のADHDのスタッフは、「○○と言えば、こんなことがあった、こんなものを見た」と、よく報告してくれる。これが、とても役に立つ。

彼女は、車の運転が惚《ほ》れ惚《ぼ》れするほどうまい。車線変更のタイミングなんて芸術的。ここしかない瞬間を、けっして逃さない。「なんで、わかるの？　私からしたら、渋滞していて入る隙《すき》なんてどこにもないように見えたけど」と言うと、「わずかな隙が見えるんです。心の余裕のある車っていうか、挙動がおおらかっていうか……なんでだかわかるんですよ」とにっこりする。

群衆の中から「怪しい人」を見つけ出す、なんていう仕事もきっと得意だと思う。彼女は、欧米の小説に登場するような名探偵の助手になったら、めちゃくちゃ活躍するはずだ。

しかし一方で、「関連性」の思考が弱いので、「なぜ、黒を選んだの？」と聞かれても、「それが目に飛び込んできたから」としか答えられない。このため、コンサルタントとしては、独り立ちするのが難しい。直感で犯人が分かっても、それを理で追い詰めていく名探偵にはなりにくいわけだ。

しかし、その個性さえ自覚すれば、「彼女（彼）にしかできないプロフェッショナリティ」を確立することができる。ＶＩＰの黄金の右腕、という落としどころ。あるいは、溢れるタスクをどんどん処理するような場面でも活躍できる。

「人の思惑」が解釈しにくいので、気にならない。人が眉《まゆ》をひそめそうな言動も照れることも臆《おく》することもなくさらりとできる。周囲の目を気にしてびくついたりしないので、カッコよく見えたりもする。

ただ、人の思惑が想像できない以上、意見の違う人と話しあって折り合うのが難しい。思い通りにならないと、いきなりキレてしまうことも。

紙芝居のように、認識フレームを切り替えて使っているだけなので、「ここがダメなら、ここをこうしてみよう」という微調整が利《き》かない。０か１００か、となってしまうのである。ティピカルから見ると、「この一つだけ我慢すればいいのに、99は手に入るんだよ」と思うようなことでも全部投げ出してしまうので、ものの見方、考え方が乱暴に見えるのは否《いな》めない。

「人の行為の意味や文脈」も測れないので、人と協働することが難しい。「当たり前」

のことが伝わらないし、「人の邪魔にならないように、共に歩く」なども難しい。
そういえば、私のスタッフは、パーティダンスが苦手だった。運動神経が抜群なので、振り付けが決まっているダンスは、覚えてしまえば、とてもうまいのだが、社交ダンスやアルゼンチンタンゴを、初めて組んだ男性のリードに合わせて踊ることは、「理解の外」だったようだ。

脳内ホルモンが、脳を動かす

私たちの脳の中で起こる、感じる・考える・思う・判断するなどのイベントは、すべて神経信号だ。電気信号なのである。その電気信号を制御しているのが、脳内ホルモンだ。脳内ホルモンが、信号を促進したり、抑制したりして、脳をうまく動かしているのである。

朝日が網膜（目）に当たると、その刺激によって脳内で分泌《ぶんぴつ》されるのがセロトニンと呼ばれる脳内ホルモンである。セロトニンは、脳内全体の電気信号を活性化する脳内神経伝達物質で、爽《さわ》やかな目覚めを作りだすと共に、前向きな気持ちを作りだし、一日中、意欲を下支えしてくれる。天然の抗うつ剤とも、幸福ホルモンとも呼ばれる所以《ゆえん》である。

ドーパミンは、好奇心を作りだすホルモンだ。脳が何かに着目したら、その方向にぐっと強い信号を促進するホルモンで、「これ、どうなってる?」という気持ちを作りだす。

どちらも脳が前向きに生きるための大事なホルモンだが、このような神経信号を促進するホルモンばかりだと、注意力欠如および多動症になってしまう。「これ、どうなってるの? ……と思ったら、あれ、どうなってるの? ……と思ったけど、そっちは?」のように、意識の対象が移ろうからだ。神経信号を抑制するホルモンもまた重要なのだ。

ノルアドレナリンは、神経信号を抑制する。走り始めた電気信号を止めるので、後ろ向きで怖がりな感覚を作り出す「ビビりのホルモン」である。危険回避のために重要な役割を果たすとともに、ドーパミンと組んで、前向きな好奇心を継続させる役割を持つ。ドーパミン効果で一つの信号が深く入り始めたら、二つ目以降の信号発生を抑制してくれ、集中力を作ってくれるのである。

ジェットコースターも怖くない

ＡＤＨＤの私のスタッフは、血液検査によって、セロトニンの過剰分泌が認められた。このおかげで、とにかくめげない。思いついたことは、躊躇《ちゅうちょ》なく、極限まで実行してしまう。たとえば、体幹コントロールのエクササイズで、通常の数倍の量をこなし続け、肋骨《ろっこつ》を疲労骨折したこともある。欲しいものを手に入れるときは、どんなに高価なものでも躊躇がない。もしも社会生活に支障をきたすのであれば（自分が稼ぐ分よりも買い物をしてしまうとか）、躁病《そうびょう》という名を与えられたかもしれない。しかし、彼女は、自分が使う分だけをしっかり稼ぎだす人なのだ。

さらに、何にもビビることがない。怖がらない。ジェットコースターなんて、「世界最大級」にも何の恐怖も感じなかったのだそうで、「やはり、スカイダイビングしかないです」と真顔で語ったくらいだ。彼女は、恐怖やビビるという体験をしてみたいのである。公園のブランコで十分にビビれる私には、想像もつかない。

その性格から、明らかにノルアドレナリン欠乏症と見られる。一方でセロトニン過剰なので、朗らかで前向きなＡＤＨＤなのである。彼女のような魅力的なＡＤＨＤは、求心力がある。

一方で、注意欠如と多動症が、彼女を、彼女自身が憧《あこが》れるエリートの道から遠ざけてしまったことは否めない。

車を運転している彼女に、「ここから2キロメートルほど直進ね」と声をかけたのに、ほんの数百メートルで左にウィンカーを出し、左折車線に車を入れようとする。「どうしたの？」と尋ねたら、「あ。左矢印を見たとたんに、そっちに曲がる気になっちゃって」。

ちょっとしたものに、自分が何をしていたか忘れるほどに、気を取られてしまうのである。脳内神経信号が過敏に走りやすく、それを抑制するノルアドレナリンが出ていない。学生時代からこの性質があったら、勉強に集中できるわけがない。一夜漬けは得意だったというし、こちらの説明に対する理解力は高いので、頭は決して悪くない。なのに、数学や物理学の世界観を理解できるほど長くは、ものごとに集中していられないのである。

短期決戦は誰よりも得意なのに、長期文脈が紡《つむ》げない。本人には「集中力がない」という自覚はないので、なぜ、思ったように成績が上がらないのか理解に苦しんだようである。

個性か、成績か

ADHDの治療法としては、ずばりノルアドレナリン投与が推奨されている。なぜ、ノルアドレナリンが不足しているか、原因がよくわからないので、対症療法しかない。

脳の成長期にノルアドレナリンが欠乏していると、認識フレームが雑になってしまう。専門家によれば、できるだけ早い時期の発見と、速やかな投与を奨《すす》めるそうだ。

それを聞いた彼女が、その治療を望んだのだが、私は、彼女にこうアドバイスした。

「46歳の今、ノルアドレナリンを服用したら、たしかに目の前のことに対する集中力は増すと思うけど、今さら、認識フレームがデリケートなものに変わるわけじゃない。世間とのズレを解消できないのだとしたら、今まで通り、それを気にしない性格でいたほうが楽なのではない？　ビビらない、臆さない、嫌なことが残らない。その個性をうまく活かして生きて行く方が得策なのではないかしら。社会適応性が著しく低いと判断したら、それでも治療すべきだけど、家族と相談したりして、よく考えてみたほうがいい」

認識フレームがどんどん作られていく15歳までの脳には、おそらくノルアドレナリン投与は功を奏する。精神が安定し、一般の人（ティピカル）に遜色《そんしょく》ない認識フレームが作られていくだろう。試験の偏差値は、格段に上がる。人とうまく協働するための社会性も身につけられる。しかし、一方で、「何も怖がらずに、他人の目を気にせずに、クールに欲望に向かっていく」個性は消えてしまう。

——人にとって、重要なのは、どちらなのだろう。個性か、社会性か。

20世紀は、あきらかに社会性に軍配が上がった。しかし、人工知能の時代に突入して、人の仕事が「個性を発揮すること」に移りつつある今、本当に社会性を選ぶべきなのだろうか。

エリートを目指さなければいい

ADHDの人たちを追い詰めているのは、周囲よりも、本人自身のように、私には見える。

ADHDの人は、ティピカルな人よりずっと、単純な勝ち負けを気にする傾向がある。認識フレームがシンプルなので、「世間」の捉え方が、潔く一軸なのだろう。偏差値は高いほどいい、収入は高いほどいい、地位は高いほうがいい、足は速いほうがいい……つまり、エリート（ティピカルの理想形）とは違う個性を持ちながら、いっそエリートに憧れる傾向があるわけだ。

これが、ADHDの人たちのジレンマを生み出しているように見える。ADHDの人たちは、機転が利く。余分なものが目に入らないので、とっさの判断が誰よりも速いのだ。一夜漬けの暗記ものは誰よりも得意で、ちょっとした気づきで現場を救うこともある。気が散らない環境さえ作れば、作業も手早い。東大出の同僚よりもずっと機転が利くのに、なぜか、自分は偏差値が低く、自己評価よりもずっと社会的地位が低い……そう感じている人が多いように見える。

私たち自閉症スペクトラムも、エリートは目指しにくい。数学は天才的なのに、英語は赤点すれすれというような極端なバランスの悪さがある。あるいは、勉強は押しなべて得意でも（偏差値的にはエリートでも）、運動能力にあきれるようなバランスの悪さを呈することがある。仕事においてもそうで、一芸に秀《ひい》でてはいるが、ティピカルから見たらたぶん常識に欠けているところがある。

しかし、自閉症スペクトラムのいいところは、そもそも「勝ち負け」という概念がよくわからないので、本人がエリートを目指していないところだ。周囲には迷惑をかけているかもしれないが、社会から締め出されない限り、本人たちは、案外、安寧に人生を送っている。

ＡＤＨＤの人たちが、安寧な人生を手に入れるには、勝ち負け意識から離れることである。誰かに勝とうとしなくていいのだ、と腹に落ちればいい。

ＡＤＨＤの脳の原動力は、憧れだ。それは止められない。しかし、憧れはしても、私は私。そう思えたら、新しい人生の扉が開く。

ＡＤＨＤに限らず、エリート（優秀なティピカル）と違う認識フレームを搭載した脳は、エリートに憧れることから離れないと、幸せにはなれない。もしも、エリートに憧れて、自分の偏差値や社会的評価に強い不満があるのだとしたら、逆に、ティピカルとは違う個性の持ち主なのかもしれないと考えた方がいい。マジョリティのトップにはなりにくいが、個性派として存在感を発揮する宿命を持った脳なのである。ティピカルの人たちが定義したエリートや優等生なんか、はなっから目指さなければいい。

「世間をなめているように見える」を自覚する

残念ながら、ＡＤＨＤの人は、世間をなめているように見える。ものの見方がシンプルなので、世の中が単純化されて見えている。このため、自分は、十分に社会に適合していて、第一線で活躍できると信じられるのだ。謙虚さが欠けて見えるのである。

たびたび登場する私のADHDのスタッフは、社交ダンスを習い始めたその週に、「どうして、世界のトップ選手のように踊れないんだろう」と、真剣に嘆いていた。踊り方さえ学べば、ある程度まで肉薄できると本気で思っていたのだ。トッププロの先生に、「すぐに先生のように踊れるようにしてください」と詰め寄ってさえいた。

一見、「プロのダンサーをなめている」ように見えるのだが、そうじゃない。彼女は、人をなめているのではなく、この世がシンプルだと思っているだけだ。深くものを見ないというのはそういうことである。こういうものの見方は、絶対に強い。型を破り、先駆者になっていける逸材である。やはり、彼女のケースで言えば、家族が困っていない限り、ノルアドレナリンは今さら増やさないほうがいいように思う。

しかし一方で、細かい認識ができないために、実際には、トッププロのように踊れるまでの道のりがかえって遠いタイプなのである。でも、それでもいいじゃない？死ぬまでダンスを習うことを楽しめる。

理想が近く見えるのに、そこまでの道のりは人一倍長い。たいていの人は、それにじれてしまう。ADHD傾向の脳の持ち主は、それを止《や》めればいいだけだ。「ちょろいと思ったけど、意外に奥が深いのね。なるほどね～」と、行く道を楽しめばいい。飽きないために、他の趣味と並行してもいいかもしれない。「チャンピオンってすごいってことがわかってきた」、それだけでも何かを習う意味がある。

　そして、世間をなめているように見えることについては、私たちオーティズム（自閉症スペクトラム）も気をつけなければならない。

　勝ち負けがわからないので、勝ち組に対する敬意が少ないのだ。「一番」や「高偏差値」や「有名企業」に驚いてあげられない。そういう意味では、ＡＤＨＤの人たちの方が、「すご～いっ」と驚いてくれるので、偉い人たちにはカワイイのかもしれない。

　あるいは、オーティズムには、人が死守しているプライドのありようも、うまくわからないので、神経を逆なですることも多い。一方で、人と違った場所に着目して評価するので、「こんなこと、あなたにしかわかってもらえない」と言われることもある。

　ティピカルすなわちマジョリティでないということは、人とズレていて、いずれにせよ謙虚さが欠けているように見えるのだ。認識フレームがシンプルであろうと、デリケートであろうと、プライドと勝ち負けで出来ている世界にいるときは、本当に気をつけたほうがいい。

共感しないという〝攻撃〟

まとめよう。

オーティズムは、認識の担《にな》い手＝ミラーニューロンが過敏で、定型の認識フレームを作りにくい脳のタイプ。独自フレームでこの世を見ているため、人の気持ちや意図をうまく汲《く》めずに、共感してあげられず、コミュニケーションに失敗する。「変わり者」「冷たい」と思われがち。「理系の天才」に頻発する脳タイプでもある。

そうそう、TVドラマ「ガリレオ」で、福山雅治《まさはる》さんが演じた湯川博士は、まさに、このタイプの典型だった。

ADHDは、この逆で、定型の認識フレームをある意味無責任に量産し、それを使って、世の中をぶった切る。「お金持ちは偉い」「権威のある人は偉い」「力が強い人が偉い」のような記号論的な価値観に囚《とら》われがちで、「誰が偉くて、誰が偉くないか」で話をする人が多い。価値観が合致した相手とは盛り上がれるが、合わない相手との微調整が叶《かな》わないため、「デリカシーがない」ときには「思慮が浅い」と思われがち。

これらの古典的な二つは、脳の器質的な個性が強すぎるタイプなので、時代が進んでもマジョリティになることはないだろう。

どちらも、周囲の「一般人」を、意図せずに傷つけることがある。「共感やねぎらいによって自己価値を計る」タイプの人にとって、共感してくれない人たちの存在は、〝攻撃〟にも等しい。自らの存在意義を見失って、メンタルダウンしてしまうからだ。のちに述べる頭痛や不眠などで苦しむ、カサンドラ症候群と呼ばれる症状を呈することもある。ADHDの場合は、ことばの暴力も伴うことがあり、モラルハラスメントという事態にも陥りがち。

通常はタフな女性でも、子育て中や「専業主婦」という立場では、脳の認識フレームの変化で、「共感やねぎらい」が不可欠になっている。オーティズムやADHDの傾向のある夫を、きっとつらく感じるに違いない。

これらのパートナーをお持ちの方は、まずは、「この脳が、自分と同じものを見ていて、自分と同じように感じているのではない」ということを腹に落とすべきだ。「自分なら、きっとこうしてあげるのに、それをしない夫は、よほど心が冷たいのに違いない」とか「こんなひどいことばを言うなんて、心はどれくらい私を蔑《さげす》んでるのだろう」とか、想像で心の傷を広げないこと。

後は、相手をうまく操縦することだが、その方法についてはぜひ拙著『妻のトリセツ』や『夫のトリセツ』をご一読ください。

第三章

進化型共感障害——うなずかない若者たち

そして今、新たな「共感障害」が現れた。オーティズム（自閉症スペクトラム）でもなく、ＡＤＨＤ傾向でもないのに、共感障害を呈するケースだ。

厳密に言えば、第二章で述べた共感障害とは、様相が違う。若い人たちの「共感力（コミュニケーションの際の共鳴反応）」が弱くなっているので、上の世代から見たら共感障害に見える、という現象だ。

時代が進んで、共鳴反応弱めタイプがマジョリティになれば、昭和生まれの世代が「共感力が無駄に強い厄介な人たち」と非難される可能性は高い。

つまり、見方によって、「共感障害」はどっちなのか、ゆらぐケースなのである。

共感障害は、社会のありようによって発現する

そもそも、「共感障害」は、身体的障害とは違い、「社会全体の定型のコミュニケーション手法」が理解できないために起こる周囲とのコンフリクション（衝突）である。「社会全体の定型のコミュニケーション手法」が違えば、共感障害と思われる人の種類も変わってくる。

お国柄によっては、オーティズムもおおらかに活躍しているのに、日本のように、ほぼ単一の民族が、ほぼ単一のことばを使って、ほぼ同じ価値観の中で暗黙の了解をしあっている国では、他の国での「個性」も、「共感障害」に変わる。

そんなこの国で、１９９０年代半ば以前に生まれた人たちと、１９９０年代後半以降に生まれた人たちの間で、「暗黙の了解」が伝わりにくくなっている。

私が考えている「原因」（のちに詳しく述べる）が正しければ、共鳴反応弱め、すなわち進化型の人たちはやがて劇的に数を増やし、マジョリティになっていく。

その過渡期に、社会全体を覆《おお》うであろう、人間関係のストレス＝「心が通じない」を軽減すべく、私は、この本を書き始めた。というわけで、やっと本題である。

第三の共感障害

第二章で述べたのは、脳の器質的な特性から生じる共感障害、二つ。片方は、デリケートすぎて認識フレームが作りにくく、もう片方は、認識フレームの無責任量産型。

第三の共感障害は、認識フレームをつくり出す能力は正常なのに、なぜかミラーニューロンが不活性のため、「他者への共感力」「気働き」だけが低いタイプである。ADHDのような派手な挙動はなく、オーティズムのようにぼんやりしてもいない。一見普通であり、成績も悪くない。

なのに、うなずかない、表情が乏しい、気が利《き》かない。上司は何かとムカつくが、本人は、言われたタスクはちゃんとこなしているにもかかわらず、上司から「使えない」というレッテルを不当に貼《は》られてしまったという感覚がある。

このタイプは、成績に問題はない。学生時代は、同世代の中にいるので、共鳴反応の強弱による軋轢《あつれき》も少ない。しかし、会社に入って、上司ができたとたんに、人生が狂いだす。

上司が、「扱いにくい。どうしていいかわからない」と悩む一方で、本人も「この職場はひどすぎる」と心を閉じていく。

上司である人も、本人も、ひたすらかわいそうだ。

あなたの部下がそうかもしれない。

あなたの大切な人がそうかもしれない。


「共感力」は成長と共に減っていく。

正常だったミラーニューロンが、なぜか不活性になる。

その原因は、アナログなコミュニケーション体験の不足である。


ミラーニューロンは、赤ちゃんのとき最大に機能している。

知らない赤ちゃんでも、すれ違いざまに笑いかければ、笑い返してくれる。手を振れば、振り返す。カーテンが風になびくのに合わせて体を揺らしたり、クリスマスツリーの点滅に合わせて、口をパクパクしたり。そうやって、あらゆる事象に連動しながら、この世のありようを知っていく。

話しかけてくれる人たちの、口腔《こうくう》周辺の筋肉の動き、表情も見逃さず、受け止めて、自らの発話につなげていく。箸《はし》を使う、立つ、歩く、そんな日常の所作も、ミラーニューロンで獲得していく。

この世を知り、「人間」になっていくための大事な大事な役割が、ミラーニューロンにはある。

しかしながら、そういつまでも、赤ちゃんのようにミラーニューロンを使っているわけにはいかない。大人になってまで、カーテンと一緒になびいているわけにはいかないものね。運転してて、前の車について行ってしまうわけにもいかない。ちなみに「共感力高すぎ設定」脳の私は、「前の車につい、ついていってしまう事件」が起こる。田舎のあぜ道、しかもその先に一軒しか家がないなんていうシチュエーションで、つい一緒に行ってしまうと、不審な車になっちゃうので、ほんと冷や汗をかく。

そんな冷や汗をかかないために、成長と共に、ミラーニューロンは不活性化されていく。2歳ともなれば、何にでも反応するわけじゃなくなり、2歳半になれば、好みを瞬時に主張してくるので、おそらく2歳から3歳までに、ミラーニューロンの数を劇的に減らす時期があるのだと推測される。

さらに、脳の「感じる機能」に大きく寄与している小脳の発達臨界期（機能がとりそろい、一応の完成を見る。これ以降、機能を劇的には増やせない）が8歳なので、8歳までには、おおよそ、「生涯使っていくミラーニューロン」が確定するはず。

つまり、ミラーニューロンは、成長と共に増えるのではなく、その逆。成長と共に減っていく（あるいは不活性化される）細胞なのである。

認識フレームの生成能力が正常なのに、コミュニケーションの共鳴動作が弱いということは、最初は、適正なミラーニューロン活性状態だったのに、この成長段階で「減らしすぎてしまった」としか考えられない。

では、なぜ、減らしすぎてしまうのだろうか。

脳は、使わない機能は退化させる。使わない機能をいつまでも活《い》かしておくと、とっさの判断が鈍くなるからだ。ミラーニューロンも同じである。「使う機能」だけ残して、「使わない機能」は退化させる。

つまり、赤ちゃんから幼児期にミラーニューロンを使う機会が減れば、長じてからの共鳴反応は弱くなる。

１９９０年代半ば以降、社会全体に、共鳴反応が弱体化しているならば、１９９０年代後半以降の母と子が、あるいは子ども同士が顔と顔を見合わせる時間が減っていることが予想される。

「予想される」なんて書いたけど、誰もがこの事実を知っているはず。

時代が創《つく》り出した「進化型共感障害」

授乳中に、目を合わせて、微笑《ほほえ》み合い、ことばをかけてもらった子は、「大切な人と目を合わせて、微笑み合う」という共鳴反応が残る。

しかしながら、母親がスマホを見ながら授乳していると、このコミュニケーション体験は、当然、少なくなる。

友だちとつるんで遊ぶ時間が少なければ、うなずき合ったり、表情をそろえたりする体験が減る。成長期の子どもたちの群れ遊びでは、「身体能力の違う子」同士が、互いの動きを感知し合って、かばい合ったりしながら遊ぶ。この体験が少なければ、「他人の所作や思惑を察知して、気働きして動く」機能も退化してしまう。

小脳の発達臨界期8歳までが勝負なので、子どもたちが、群れてアナログで遊ぶことは、脳の発達の基本のキ。昔の親たちは「子どもは遊ぶのが仕事」と言ったけど、本当にそうなのである。

ここ25年程の間に、ＩＴ機器の導入で、自然に、人々が顔を見合わす時間が極端に短くなった。

一昨年、この本の元本『共感障害』をお読みになった、ある助産師さんからメールをいただいた。曰《いわ》く——私が助産師を始めた30年前、「母と子が目を背け合って授乳する姿」は、見たこともなかったし、想像もつかなかった。しかし、今や、「おっぱいがうまく出ない」と相談にくる母子のほとんどが、目を合わさない授乳スタイル。子どもが乳首をまっすぐ咥《くわ》えないので、乳腺《にゅうせん》がうまく開かない。なにより、母と子が目と目を合わさない、微笑みのない授乳風景は寂しい限りだ、と。

30年前にはなかったスマホ授乳が、今や主流なのかもしれない。子どもたちの遊びもまた、様相が変わった。公園で日が暮れるまで遊んでいる子どもは、もう見かけない。

「コミュニケーションの共鳴反応が弱い若者」が増えた理由は、人類の進化だったのである。つまり、「進化型共感障害」である。

1997年、時代の断層

もちろん、昔から、「あまり表情を変えないお母さん」もいたし、外で遊ばせないおうちもあった。人間が、親や社会からもらうコミュニケーション体験は、昔から多少のばらつきはあったのである。

つまり、いつの時代も、多少の「コミュニケーションの共鳴反応が弱い」タイプはいた。

そうそう、コミュニケーションの共鳴反応については、お国柄や地域性だってある。知らない人同士でも、賑《にぎ》やかに挨拶《あいさつ》し合うお国柄もあれば、そうでないお国柄もある。

様々な国籍の人が混じり合う、ヨーロッパの船に乗ったりすると、すれ違う人ごとに挨拶を交わすイタリア人やギリシャ人に対し、日本人のグループは、とてもシャイに見える。

その場の「世間標準」によっては、日本人全体が共感障害に見えることもあるわけだ。つまり、環境との兼ね合いもあるのである。

そういう、育ちのばらつきや、お国柄をはるかに超えて、1997年生まれ以降の世代に、「進化型共感障害」の比率が上がっている。

思えば、1997年生まれが社会人になったころから、「新人の反応が弱い」問題が語られ始めた。1997年、何が起こったのか調べてみたら、携帯のメールサービスが開始した年であった。

とはいえ、1997年生まれ以降の世代がすべて「反応が弱い」わけじゃない。実は、教室などの場合、「反応が弱い子」が3人に1人いれば、教室全体のコミュニケーションの温度が下がってしまうのである。ヒトは、自分の傍らに反応しない人がいると、反応しにくくなってしまう。1人の「弱反応タイプ」が、両脇《りょうわき》を巻き込むので、影響力が大きいわけ。

私は、若い世代全体を「弱反応タイプ」だと決めつけているわけでもなく、そもそも「弱反応タイプ」がダメだとも思っていない。なので、落ち着いて聞いてほしい。

ここに、社会の断層があることは間違いない。コミュニケーションの共鳴反応が強いタイプと、弱いタイプの間にコンフリクションが生じている。それをヒューマニズムで超えていこう、という話である。

心が通じ合う親子になる秘訣《ひけつ》

ただ、スマホ授乳に関しては、やはり「いつもいつもそう」は避けたほうがいい。

もちろん、たまにしちゃったなんてぜんぜんOKだが（脳は「たまのこと」で変わっちゃうほど脆弱《ぜいじゃく》じゃない)、「いつもいつもそう」だと、乳腺が開きにくく、おっぱいが出にくくなってしまう。赤ちゃんが、乳首をまっすぐに咥えてくれないからだ。

また、乳首を斜めに咥えると、あごの発達が左右対称でなくなり、ひいては歯並びにも影響があると、小児歯科が警告を発している。


私の立場から警告するならば、将来、母と子の心が通じにくくなる。

表情をそろえるってことは、心が通じるってことだからだ。

表情は出力だが、入力にもなる。ヒトは、嬉《うれ》しいから嬉しい表情になるわけだが、嬉しい表情をすると、嬉しい時に脳に起こる神経信号が誘発される。つまり、表情が写ると、相手の脳と連動することになり、心が「本当に」通じるのである。

目の前の人の幸福を、本当に幸せだと感じ、目の前の人の悲しみを、本当に悲しいと感じる。それは、ミラーニューロンが創り出す奇跡なのだ。

母と子が、いつまでも心を通じ合わせるためには、赤ちゃん期に、どれだけ表情をそろえたかが基礎になる。スマホは気になるだろうが、ぜひ、そのことを思い出してほしい。

とはいえ、母はいつでもやり直せる

でもね、既に「スマホ授乳」で育てちゃった、という方も大丈夫、母親にだけはタイムリミットはない。60の子と、90の母であっても、母親の側から笑顔と優しいことばを心がければ、やり直せる。

お腹《なか》の中にいて、母親の横隔膜や腹筋の動きに9か月以上も連動し、抱かれて育ったのである。どの子にも、「母親と筋肉運動が連動する」才能がある。

逆に言えば、子どもに会う度に険しい顔で小言を言ったり、暗い顔を見せるのは、本当に酷なのだ。

母になった以上、女優になるべきだ。家族は、穏やかな、嬉しそうな「おかえりなさい」で迎える。心の中がどうであっても。

うなずかない、心が通じない、気が利かない

ミラーニューロンが不活性化しすぎて、共鳴反応が弱い人の特徴は、うなずかない、心が通じない、気が利かない。

というのも、この三つが、ミラーニューロンの仕事だからだ。

ミラーニューロンは、目の前の人の表情や所作を写しとる。うなずいたり、相手に合わせて、笑顔になったり、神妙な顔になったりするのが第一の仕事だ。そうして、先ほど述べたように、表情がそろうと心が通じる。ミラーニューロンは、「心が通じた歓《よろこ》び」をつくり出すのである。

共鳴反応が弱い人にも、もちろん感情はある。リアルコミュニケーションで、とっさにそろえるという習慣がないだけ。SNSの「いいね！」ボタンがあるから、かまわないのかもしれない。

ミラーニューロンは、目の前の人の所作を神経系に写しとることで、「何をどのような意図で、どうしているのか」を直感的につかみ取ることにも寄与している。「あ、彼女、あれを取りたいのに手が届かないんだな。手を貸してあげよう」というように。

ミラーニューロン不活性型は、目の前の人の行為を、ぼんやりと車窓の風景のように眺めるだけだ。当然、気が利かない。

たとえば、先輩が会議資料を急ぎ配っている。傍にいる自分が、半分受け取って反対側の列に配ってあげれば助かるに違いない……というような当たり前のことに気づけないのだ。

いる」こと自体を見逃すのである。

それはまるで、駅のホームの駅員さんの所作を、目の端には入っているものの、特に何をしているか認知していないような状態だ。風景の一部にしか見えていないのである。

「当然、やるべきこと」をやらないので、「なんで、やらないの？」と叱《しか》られる。「気づきませんでした」と言ったら、「当然、気づいて然《しか》るべきことに気づかないほど、やる気がないのだ」と思われて、「やる気あるの？」と非難されるわけだ。

気づく素養がない者にとっては、わけがわからない。

不活性同士は、それなりにうまく行く

ミラーニューロン不活性同士は、互いに期待しないので、気が利かないことにも気づいていない。この世のすべての脳がミラーニューロン不活性型になってしまえば、案外、平和なのかもしれない。

上の世代の、ミラーニューロン不活性型へのネガティブな評価は、ギャップがあるから感じるだけ。ミラーニューロン活性度が同じ者同士には、何ら不満は生じない。

不活性型から見れば、上の世代は、うなずきすぎてうざいし、心を寄せようとするのが気持ち悪いし、気が利きすぎてひく〜という感じなのに違いない。

まぁ、そもそも、ミラーニューロン不活性型という言い方がフェアじゃない。若い世代から見れば、上の世代が、ミラーニューロン過剰活性型なのだから。

だから、これからは、ミラーニューロン不活性型を進化型と呼ぶべきなのかもしれない。

職場の死語

さて、うなずかない、心が通じない、気が利かないの三拍子がそろうので、上司は、進化型の部下に「話聞いてるの」「やる気あるの」「どうして、やらない」というセリフを言ってしまうことになる。

これ、言われた側はちんぷんかんぷんなのである。

本人にしてみれば、一生懸命話を聞いてるのだから、「話聞いてるの」「やる気あるの」と言われても答えようがない。「どうして、やらない」に至っては、「誰か、僕にやれって言いました？　言ってませんよね。なのに、なぜ、叱られるんですかぁ」てな感じだろう。

気の弱いタイプなら、ハラスメントを受けていると思い込むことになる。実際、「誰も私に仕事を教えてくれないのに、気が利かない、なぜやらないと叱られるんです。これってパワハラですよね」と、泣きながら人事に訴えてきたケースもある。

「話聞いてるの」「やる気あるの」「どうして、やらない」は、言ってもその真意は伝わらないし、ほとんどの場合、威嚇《いかく》されたと思われてしまうだけ。

もうこれは、職場の死語と心得よう。ここから先、絶対に言わない3語にしてほしい。

話を聞いていないように見えても、気にしないことだ。案外、聞いている。

気が利かないのは事実だが、暗黙の了解を期待しなければいい。「先輩が片付けているのに、なぜ手伝わないんだ?」なんて言わないで、「先輩が片付けているときは手伝えよ」と言ってやればいい。

進化型は、他人の表情が気にならないので、威嚇されても気づかずに、飄々《ひょうひょう》と活躍できたりする。海外でもおじけづかないし。意思の疎通《そつう》が悪いのは日本にいてもそうなので慣れているからなのだろう。進化型には、進化型のいいところがあるのである。

自分が進化型だと思ったら

自分は進化型かも、と思った方のために、アドバイスをしておこう。

「話聞いてるの」と言われたら、「聞いてます。そうでないように見えたら、すみません」、「やる気あるの」と言われたら、「もちろん、あります。そうでないように見えたら、すみません」と謝ってしまえばいい。

「なんで、やらない」と言われたときも、「気が利かなくてすみません」と。

ただ「すみません」と謝ったら、「話を聞いてない」「やる気がない」を半ば認めたことになる。だから、そんなふうに謝りたくないでしょう?

「聞いてます。そうでないように見えたら、すみません」は、事実(「聞いてない」)はきっぱり否定して、気持ち(「聞いてないように見えて、不快だ」)にだけ謝っているのだ。

こうして、爽《さわ》やかに頭を下げられたら、上司のほうも、それ以上からめない。勘がいい上司なら、「話を聞いてないように見えるだけか」と理解してくれる。

気持ちにだけ感謝する

気持ちにだけ感謝するという方法もある。

たとえば、接客業の方なら、顧客から「ここをこうしたほうがいいんじゃないの」「あの店では、こうしてる」「ほかの店なら、こんなことはしない」のように意見を言われることがあると思う。

そんなとき、「いちゃもんをつけられた」と感じて、心を固くしてしまうと、返すことばが浮かんでこない。こういうときは、「ありがたいアドバイス」の体で、お気持ちに感謝してしまうのである。「参考（勉強）になります。ありがとうございます」のように。

参考になります、と言っただけなので、それを導入するかどうかの判断は、こっちにある。だから、何も心を重くする必要はない。

まぁ、実際、参考にしてみてもいいと思うけどね。尖《とが》ったクレームにせよ、アドバイスとして受け止めれば、自分の伸びしろを知らせてもらったことになるのだから。

気持ちにだけ謝って、あるいは気持ちにだけ快く感謝して、事実は事実でクールに処理する。それができるようになったら、多少の共感障害は、軽々と乗り越えていける。

社会の大パラダイムシフト

10数年前、小学校の現場で、囁《ささや》かれたことがあった。「一年生の反応が、いまいち、薄い」

それまで、一年生と言えば、校長先生の「一年生の皆さん」という呼びかけに、「はい」「はーい」と元気に返事をしたものだった。それが、静かだ、と。やがて、それが主流になってきたころに、今度は「ラジオ体操が覚えられない子」が出現してきたという。

ラジオ体操が覚えられない？

いやいや、ラジオ体操なんて、覚えるものじゃなく、反射的に真似《まね》するものだ。つまり、ミラーニューロンが勝手に処理してくれるもの。夏休みの朝なんて、半分眠ったまま、町会のおじさんの張り切って挙げる手に、ついつられてやっていたものだ。覚えられないのではなく、真似られない。明らかに、ミラーニューロンの不活性である。

２０１７年ごろ、企業の人事部が、新人の反応が薄いと嘆くはるか前から、その前兆は始まっていたのである。

昔は、優秀な新人は「一を聞いて十を知る」と言われたが、これは夢のまた夢。「一を見せて、一を受け取れたら、りっぱ」と思うべき。見せただけでは、もう通じない。

こうなったら、本当に、人類の進化、社会の大パラダイムシフトだと覚悟を決めるしかない。

上司は、「心根を叩《たた》き直そう」なんて、不毛なことは考えないで（そもそも心根が曲がっているわけじゃない）、対症療法で頑張るしかない。進化型本人は、自分の「上の世代から見た欠点」をカバーする方法をテクニックとして知らなければならない。

ここからは、進化型のコミュニケーションにおける、上の世代から見た「意外な盲点」について述べる。

挨拶のタイミング

ミラーニューロン不活性の人にとって、意外にわからないのが、挨拶のタイミングだ。

新人を預かったら、これがうまく行っているかどうかをチェックしてやる必要がある。

「おはようございます」「おつかれさま」「お先に失礼します」「今、いいですか？」がグッドタイミングで言えるようになること。共感障害を持たない者には、反射的にできることだが、共感障害者にとっては、これこそが社会性の第一歩なのである。

もしも、うまく挨拶ができていないようなら、「上司が入ってきたら、おはようございます、と声を出せ」と言ってやらなきゃいけない。

小学生か、って、思った方。バカにしてはいけない。挨拶のタイミングを計る脳の演算は、意外に複雑で高度なのである。幼いころから、挨拶を交わし合う家庭にいれば、自然に身につく反射神経であり、そうでなくても、ミラーニューロンがある程度活性化していれば、周囲に合わせることができるが、「家族が挨拶を交わさない」かつ「ミラーニューロン不活性」が重なると、なかなかうまく行かないのだ。

ある美容室のケースでは、「おはようございます」は何時までですか？　と質問してきた新人に「11時くらいかしらね」と応《こた》えたら、11時半に「おはよう」と入ってきたお客様に、「こんにちは、いらっしゃいませ」と応えたという。相手が「おはよう」

と言ったら、「おはよう」でしょう、「こんにちは」は嫌味になることがある。そう、加えて指導する必要があって、びっくりしたと、店長は語った。

このケース、進化型のほうからは手も足も出ない。周囲を認知していないので、その空気は読めないのである。

上司に声をかけるタイミング

ミラーニューロン不活性型の悩みに、「上司に声をかけるタイミングがつかめない」がある。

たとえば、先輩にやり方を聞こうとして声をかけると、「今、忙しいから、後にして」「自分で考えて」と言われた。そこで、テキトーにやってみたら、「どうして、ちゃんと確認しないの!」と叱られた。僕はどうすればよかったのでしょう? などという悩みだ。

進化型の皆さん、よく聞いてね。忙しい先輩にやり方を尋ねる時は、「どうすればいいのでしょう」といった漠然とした質問をしてはいけない。基本、YESかNOで答えられるように質問するのである。「これ、こうしていいですか」のように。「どうしたらいいですか」と聞くから、「(まずは)自分で考えて」と言われるのである。考えたうえで、「こうしていいですか？」と確認してほしかったのである。勝手にやっていいという意味じゃない。

「どうしたらいいですか」じゃなく「これ、こうしていいですか？」「これ、どこに置きます？」じゃなくて「これ、ここに置いてよろしいでしょうか？」

「何時に行けばいいですか」じゃなくて「10分前にロビーでお待ちしています」

こういう暗黙の了解は、何年か前までは、成立していた。だから、上司も、そこんところを教えてくれない。

上司である人たちは、最初に、ビジネスでの質問の仕方を教えるべき。よほどの場合以外、口火を切る質問は、相手がＹＥＳかＮＯで答えられるようにするのが基本だと。

もちろん、まったくの新人時代には、ほんとうにどうしていいかわからなくて、漠とした質問以外に手立てがないこともあるだろう。ゼロにしろとは言わないが、できるだけ周囲を観察して、「こうするのかな」と予測する癖をつけてほしい。

上司が残業してて帰れない

自分の仕事が終わったのに、上司が忙しそうにしているので、帰るきっかけがつかめない、と悩む人もいる。

令和の職場環境は、かなり個人主義になっていると思っていたが、まだまだ、こんな悩みがあるのね。

こういうときは、爽やかに「お先に失礼します」でいい。

もしも、上司より先に帰りにくい雰囲気の職場なのだったら、いっそ潔《いさぎよ》く「何か手伝うことありませんか」と声をかけたらいい。上司は気持ちよく「いいよ、自分の仕事が終わったのなら、帰っていい」と応えてくれるだろう。もしかすると、コピーくらいは手伝わされるかもしれないが、それを終えたら、爽やかに「お先に失礼します」が言えるはず。

うなずくこと、メモすること

うなずきが弱い進化型には、「うなずくタイミング」を教えてやらないとわからない。人の話を聞くときは、相手の動きに合わせてうなずく。なんなら、表情も合わせる。相手が不安そうな顔をしていたら、少しだけ一緒に深刻な顔をしてあげる。通常の脳なら反射神経でしているそんなことも、言い含めて、訓練する必要がある。

それができない場合は、せめて、「ね？」とか「わかる？」と言われたら、「はい」と返事をして、しっかりとうなずくことを教える。

それと並行して、メモを取ることも推奨しよう。うなずけなくても、メモを取っていれば、人は安心するから。


とはいえ、進化型には、人の話を聞くのに精いっぱいで、メモを取るなんて無理、というタイプも多い。そういう場合は、「メモを取るふり」でいい。全体をうまくメモする必要はない。ポイントのキーワードや数字だけでもメモすれば十分。話し手を安心させるためのパフォーマンスなのだから。


重ねて言うが、「話、聞いてる？」「なぜ、やらないの？」「わかってる？」「やる気あるの？」は、繰り返しても意味がない。繰り返さなくてはならない以上、相手が、何らかの共感障害であることは間違いないからだ。

「あなたは、人に比べて、うなずき方が少ないから、話を聞いていないふうに見えちゃうの。もう少し、反応してみない？　周囲の好感度が上がるよ」と導いてやるしかないのである。

カサンドラを疑え

進化型とは、テクニックで歩み寄るしかない。共感障害の強い部下と、通常のやり方で心を通わせようとすると、ことをこじれさせてしまうことになる。
「やる気がないみたいだけど、なにか、不満があったら言って」などと言われても、進化型には、何ら心当たりはなく、「妙に心を寄せてくる」上司に警戒するだけだからだ。

心が通じない、心を開こうともしない。そんな部下に途方に暮れて、上司の方がメンタルダウンしてしまうことがある。

私の知人の30代女性は、共感障害の女性部下のおかげで、眠れない、頭痛がする、ふとしたことで涙が止まらないなどの症状を呈するようになった。いわゆるカサンドラ症候群である。

カサンドラ症候群は、アスペルガー症候群の夫を持つ女性によく見られる症状である。アスペルガー症候群は、自閉症スペクトラムの一種で、知的レベルが比較的高く、共感力が低く、意識が固化しやすいなどの特徴がある。意識の固化とは、何かに意識が集中しはじめると、そこに強く固執してしまう脳の癖のこと。たとえば、「イタリアンが食べたい」と言った妻が、車に乗ったとたんに「ラーメンもいいわね」なんてつぶやいたら、逆上する、なんていうケースも。

子育て中の女性の脳は、子どもを無事育て上げるため、共感力が最大レベルに設定されている。そんな女性脳が、共感を得られないで暮らしていると、自己価値が消失し、生きる意味を見失う。その上、思いもかけないところで逆上されると、心が折れてしまうのだ。

心が折れてしまった知人は、働くお母さんで、部下にも親身に対応するタイプだった。くだんの部下は、共感障害者特有の「聞いてません（言われてません）」を繰り返した挙句、人事部にパワーハラスメントを受けていると申告したのである。

しかも、そのことを上司である彼女に告げたタイミングがすごかった。その部下のために1時間ほどのヒアリングを行った、その最後に「どうしても今の仕事が嫌だったら、部署の異動を人事にお願いすることもできるのよ」と言ったら、「あ、それならもうしています。パワハラで訴えました」とさらりと言われたのだという。なんとか解決策を見つけようと親身になって過ごしたこの1時間に、その部下がわずかでも居心地悪そうにする気配はなかった。意思の疎通がまったくなかったのだと気づいて、ぞっとしたという。その日から彼女は、カサンドラ症候群に悩まされ始めたのである。

共感障害の部下にしてみたら、相手の気持ちがわからないので、「パワハラ上司が、何かわからないことを言っている」1時間だったのかもしれない。当然の報いだと思って、そのことばを投げつけたのだろう。これでは、親身になって、あれこれ心を砕いたほうは、心が折れてしまう。共感障害とは、かくも厄介なのである。

共感障害の部下が増えれば、カサンドラ症候群の上司も増える。職場の誰かがこの症状を呈したら、単なるメンタルダウンと判断していては解決できない。管理者は、その人の周辺に共感障害者がいないかどうかを見極めることが肝要である。

夫婦間でのカサンドラ症候群の解決法はただ一つだという。夫がアスペルガー症候群であることを知り、自分が悪くないことを確認すること。

脳科学的にも、それが唯一《ゆいいつ》の道である。女性脳は、共感してもらえないと自己肯定感が著しく下がる。「生きている価値がない」と脳が思い込むのだ。哺乳類《ほにゅうるい》のメスである人類の女性は、生殖の一時期、群れの中にいて、比較的優遇され、庇護《ひご》されていないと、生殖を安全に完遂できない。このため、生殖本能の一環として「周囲に共感してもらうこと」を切に願う意識が、あらかじめ脳に搭載されているのである。生殖のパートナーである夫には、特に共感を求める傾向が高い。その夫が共感障害であれば、どれだけ苦しいだろうか……。

自分の大切な人が共感障害者であることを認め、「自分が求めるレベルの共感」は無理でも、その人に悪意があるわけではなく、自分に対して無関心なのでもないことを知る。ともに話し合い、少しずつ、共感の訓練をしていく。共感障害の夫を持つ妻が救われる唯一の道だ。

同様のことが、共感障害を呈する部下を持つ上司にも言える。もちろん、そういう上司を持つ部下にも言える。

やる気のない部下が、かわいい部下に化ける

さて、共感障害の部下から逃げられない方は、これまで述べたことのほかにもう一つ、すべきことがある。

あらゆることのルール化だ。

共感障害の部下が何かを見逃したら、見逃す心根を叱るのではなく、素早くタスク化してやるのである。「挨拶ができない」「会議資料を配ることを手伝えない」「エレ

ベータのボタンが押せない」「相手のことばを復唱できない」「メモが取れない」……その度に、「こういうときにはこうするもの」とタスクとして切り出していく。

脳が、タスク切り出しそのものに失敗しているのである。やる気がないのではなく、やるべきことを見いだせない。やる気がないこと、気が利かないことを叱っても意味がない。やるべきことを、片っ端から明らかにしていくしかない。

共感障害者を指導する場合は、何度も何度も、淡々とタスクを切り出してやることが肝要だ。何度か同じことが起これば、それが本人の脳の中でルール化される。ルール化されると、切ないくらいに、一生懸命それをやってくれることが多い。

そう考えてみると、ルール化の山さえ越えてしまえば、要領のいい一般的な脳よりも、ずっと忠実な腹心の部下になってくれる。工夫ができない分、上司のことばを軽んじることもない。なついてくるようなかわいさはなくても、ときにいじらしく見えるようにもなる。

共感障害者は、「やる気がない」と断じてしまうとかわいげのない部下だが、「やるべきことが見いだせないだけ」だと理解してじっくり付き合えば、かわいい部下になりうるのである。

割り算ができない？

先日、美容室経営者の悩みをヒアリングしていたら、「最近の子は、割り算ができない」というセリフを聞いた。

カラー剤の色を混ぜるとき、「色番３０１と色番２１６を2対1で混ぜて１００g作って」と頼んだら、とんでもない色に仕上げてくるケースがここ数年、増えていると言うのだ。

この例では、色番３０１は１００÷３×２＝67g（小数点以下四捨五入）、色番２１６は33gを投入して混ぜるのが正解。だから、その経営者は「割り算ができない」と言ったのだと思うが、私は、直感的に割り算の問題ではなく、共感障害なのだろうなと思った。

おそらく、美容室の現場では、割り算なんかしなくたっていい。目分量で、トレイの上に、２：１に見える山を作りながら１００gにしてやれば問題はないはずなのだ。結局、そのセンスがないのである。「量の2対1」が直感的につかめないのだ。

共感障害者の「量の2対1」のセンスのなさは、容認できる誤差を超える。まったく別の色だと先輩美容師が嘆くくらいに。

そこで、私が「色の配合ができない子は、混ぜるのも下手なのでは？　床の髪の毛も、言われなきゃ掃かないでしょう？」と聞いたら、「そうなんです！　カラー剤は硬いので混ざりにくく、十字に切ったりしてみんな工夫をしてるんですけど、その子たちは、ただ、ぐるぐるといつまでも回してるだけで、ちっとも混ざらない。髪の毛を掃くどころか、シャンプーのときもいちいち呼ばなきゃ来ないくらい。普通は、自分からとんでくるものだけど」。

進化型の若者たちだ。美容室では、この嘆きが急増しているという。

嘆いていても始まらない。嘆く暇があったら、色の混ぜ方を教えてやり、「髪の毛を掃くタイミング」「シャンプーに来るタイミング」（「先輩の手元を見ていて、そろそろカットが終わると思ったら、迎えに行きなさい」など）」を、ちゃんと説明してあげればいい。言われれば十分わかる。感知する能力が低いだけで、理解力がないわけじゃないのだから。

人類を進化させよう

脳には種類がある。

誰もが、同じものを見て、同じように感じているわけではない。

だから、「自分の思ったとおりにしてくれない相手」を、「心根が曲がった、ひどい人」だと決めつけるのは大きな誤解である。

共感する力、感知する力が弱い若者が増えている。コミュニケーションの感性に、世代間格差が生じているのだ。

理解力がないわけじゃない。言えばわかる人たちである。

共感する能力が低いからと言って、「話を聞いてない」「やる気がない」と断定するのは、早計過ぎる。気が利《き》かないのは事実だが、心根を叱っても不毛である。「何をすべきか」を淡々と重ねていけば、必ずやデキるビジネスパーソンになる。

この本に書いたのは、おおよそ、そういうことである。

この本の元本の発売後、世界はコロナ禍に陥った。

人と人とのアナログな触れ合いは、いっそう希薄になり、顔はマスクの下に隠れ、子どもたちも群れて遊ぶことができない。共感力の世代間格差は、ますます深刻になるばかりなのかもしれない。

母親たちのスマホ授乳は減らす必要はあるけど（子どもの顎《あご》と歯の発達のこともあるしね）、それだけじゃ、もう止まらない。

私は30年を超えて、男女で違い、母語で違い、時代で違う脳の認識フレームのありようを追究してきた。それぞれに脳の感じ方は大きく違うが、違うとわかれば、うまく寄り添う方法がある。共感力の違う者同士にも、きっと、幸せな共存の道がある。脳は、ひとそれぞれ。その違いを容認し、ときには楽しみ、活かしあって、補完関係を作っていく。それが実現できれば、人類は新しい時代に入る。太古の昔、ヒトが道具や火を使うようになったくらいの飛躍的な進化を遂げることになると私は信じる。

そう考えると、発達障害が増えていると言われ、共感力格差が生じていることは、人類がより洗練されたコミュニケーション力を手に入れる兆し、進化の胎動と言えるのかもしれない。

おわりに

新潮社の川上祥子さんが、エナジー・バンパイアというテーマで、本を書いてほしいといらしてくれたのは2017年のことである。

エナジー・バンパイア？　そう聞き返した私に、「最近、使われ始めたことばです。人のエネルギーを吸い取ってしまう、という意味のことばで、人の気持ちを萎《な》えさせてしまう人のこと」と教えてくれた。

そのとき、私はまだ、「人類の進化」に気づいていなかった。

川上さんの持ち込んでくれたテーマは、ひも解いてみると、かなり壮大なテーマだった。

自閉症やADHDの人たちは、人と違う認識フレームを持ち、ものの見方・感じ方が一般の人と大きく違うので、コミュニケーションに齟齬《そご》があり、たしかに人を萎えさせる。まずは、そこから、日常のコミュニケーションに潜む、「人を萎えさせる原因」を追究しようと試みた。

そうしたら、ADHDや知的障害のない自閉症は、その数が意外に多くて、本人もそうとは知らずに暮らしていたりすることを知った(なんと、私自身もその一人だった……!)。発達障害というより、共感障害を持つ、エナジー・バンパイアの有力候補たちだ。

そうこうするうちに、2018年、複数の企業の人事部門や、スクールカウンセラーから、「今までとはちょっと違うタイプの新人(生徒)」に関する相談を、相次いで受けた。指導者たちを萎えさせる新人たち。しかし、若い人たちは怠慢なわけでも、意地悪なわけでもない。彼らは彼らなりに、周囲に困惑している。

そのことから、若い世代に、まったく新しいタイプの「共感障害」が、ひたひたと増えていることを知ったのである。

川上さんの持ち込んでくれたテーマは、「人の気持ちを萎えさせる」なんていうような、個別の心の問題じゃなかった。そこには、社会の大変化=パラダイムシフトがあり、人類の進化と呼ぶべき事態だったのである。

テーマが大きくなりすぎて、なかなか本にならなかった長い時間を、川上さんは穏やかに、しかも期待感をみなぎらせたまま、優しく待ってくださった。川上さんの根気がなかったら、この本（元になった単行本の『共感障害』）は完成しなかったと思う。心から感謝します。

そして、私の研究に終始寄り添ってくれた、自閉症グループホームのプロデューサー平岡美穂子さん、心の悩みを素直に打ち明けてくれた私の大好きなスタッフにも、心から感謝とエールを送ります。

この本は、たくさんの人の愛と「たいせつな人を理解したい心」がなければ生まれなかった。

単行本は、新たな研究テーマの胎動と誕生、その興奮を伝えさせていただき、私にとって、特別な一冊となった。

その単行本から2年。その間に考察が深まり、ノウハウも少し増えた。本書は、2年間の研究成果を加筆して、傍流に当たるエピソードを削《そ》いで整えている。読みやすくなったし、知識も増えたと自負している。単行本をお読みになった方にも、ぜひ、お手に取っていただきたい。

脳が違えば、見えるものが違い、感じることが違い、正義が違う。脳にバリエーションがあることは、人類繁栄の秘訣《ひけつ》であり、素敵なことだ。自分に見えないものが見える男だから惚《ほ》れる価値がある。一緒にいる価値もある。だけど、共感し合えないから、日々のコミュニケーションにおいては、残念ながら、腹が立つ。

その腹が立つ、の部分だけをなんとかできないか。

それが、私の感性論の原点である。

この度の本も思いは一緒だ。

脳の感じ方に、世代間格差が生じている。ハラスメント問題とも絡《から》み合って、複雑な様相を呈し始めている。

脳が違えば、見えるものが違い、正義が違う。そのことを今一度、腹に落とし、世代間格差を乗り越え、わかり合える道を探せないか。

そう思って、筆を執った。

「同じ」だと思うから、「違う言動」に疑念が生まれる。「違う」とわかれば、疑念が消え、共に歩む道が見つかる。男女問題に脳科学のメスを入れたときと同じ結論にたどり着くことになった。

——男女問題とはまた違う、人間関係の謎《なぞ》がまた一つ、解けたでしょう？

長い長い思考の旅に、この最後の行までお付き合いいただき、本当にありがとうございました。こうして本を読んでくださる人がいるから、研究も進み、一冊の本が成ります。ただただ、深謝しかありません。

すべての人に、心地よい新しい明日が来ますように。

2022年、清々しいほど寒い日の朝に。

黒川伊保子

解説

尾木直樹

科学と名の付く専門的な分野——とくに脳科学などと言われてしまうと、難しい本かもしれないと私などは身構えがちです。しかし本書はとても素敵なカフェで著者とおしゃべりをしているような、柔らかで温かな空気に溢《あふ》れています。一般の読者にも非常に理解しやすく、自分の身の回りにいる人達の顔を思い浮かべながら「そうだよな」なんてクスッと笑ってしまう。専門的でありながら楽しく、爽《さわ》やかな読後感を抱かせるこのような本は他に類を見ません。易しいことを難しく書くのは、皆さん得意なんですけれどもね。

私の専門は臨床教育学です。臨床とは現場。現場で原因を究明して、どこに問題があるのか本質を解明し、治療まで行う町のクリニックのような学問です。日本の臨床教育学の礎《いしずえ》を築いた河合《かわい》隼雄《はやお》先生が岩波の入門書にも書かれたことですが、現場を探検し、何かを発見し、これはほっとけんと治療に入る。「たんけん、はっけん、ほっとけん」が臨床教育学の基本です。

黒川先生は〝臨床脳科学者〟と言えるのではないでしょうか。黒川先生が書かれていることはどれも現場発。例えばご自分の部下のエピソードや、極めつきはご自身のこと！ 60歳近くになって左利《き》きであることが分かり、ボールを左で蹴《け》ったらすごく上手に蹴れたとか、加えて自閉症スペクトラムであったことも判明する。ごくごく身近な話題からお話を専門的に深められるので、読者も我が事のように読めます。日常生活から切り離された理論ではなく、自己体験を著者が正直に語ってくれるので、読み手は「黒川先生もそうなんだ」と思えて自分の悩みが軽くなり、生き方が楽になるのです。本書の存在そのものが癒《いや》しである気がしています。

私はいじめ問題に長年携わっているのですが、黒川先生が本書で提起している「共感障害」といじめは非常に関係が深いと考えています。いじめの加害者は共感障害者とも言えるのではないでしょうか。いじめの加害者は遊んであげているなどと思っているのです。相手は笑いつつも顔が歪《ゆが》んでいるのに、それに気がつけない。つまり相手の表情から「本当の感情」を察することができないのです。

いじめ事件で重大事態が起き、第三者調査委員会が発足すると、弁護士や精神科医などの有識者たちが事実関係を調査します。その報告書を読むと衝撃を受けるものもありますʼ。「ジャージのズボンを下ろそうとした」などの行為は「日常的なふざけ」という共通認識があった、などと書いている。つまりいじめ行為として認定しないということなのですが、それが多感な男子にとってどれだけ恥ずかしく屈辱的な行為だったか。共感能力のない〝有識者〟も出てきている始末です。

この国でいじめが蔓延《まんえん》し、克服できないのは、共感障害が原因の一つではないでしょうか。共感能力の高い子がたくさん育てば、いじめはなくなると私は考えています。

では共感能力はどうやって高めるのか。黒川先生がお書きになっているミラーニューロンの存在は外せません。乳児は周囲の大人の真似《まね》をして共感能力を高めるのです。だから、親子が目を合わせないスマホ授乳はなるべくやめましょうね、ということ。

さらに今、共感能力の育ちを阻《はば》む、大変な問題が発生しているのです。コロナです。新型コロナ感染予防のマスクによって顔の半分が覆《おお》われてしまい、相手の表情を読み取ることができないので、さらに共感能力が育たない状況になっているのです。私はこれを「コロナ型共感障害」などと呼んでいて、今すぐにでも黒川先生に研究していただきたいと思っています。

2020年の秋ごろから、保育現場から悲鳴のような声が聞かれるようになりました。ある保育園での話ですが、乳児のオムツを替える時に、お尻《しり》をピンピンと触ってあげると、赤ちゃんは喜んでキャッキャと笑うのですが、マスクをした保育士がお尻を触っても、一切反応がなかったそうです。マスクです。とくに生まれてから1歳くらいまでの間に目と鼻と口の変化などの表情を読みとり、喜怒哀楽の感情を習得していきますが、マスクのせいで伝わらないのです。危機感を抱いた保育士さんがパッとマスクを顎《あご》下まで下げて、赤ちゃんのお尻に触れたところ、赤ちゃんはとても喜んだのですが、今度はそれを見ていた幼児が走ってきて「先生、いけないわよ」と先生のマスクを上に上げたのだそうです。これは「よく躾《しつけ》られていますね」なんていう美談じゃないです。大きな問題をはらんでいます。

皮肉ではありませんが、安倍元総理は国民にマスクを配りましたが、2020年秋にフランスでは政府は80万枚の透明素材のマスクを保育園や学校などに配布しました。つまり表情が相手に見えるということです。これはフランスの良識だと思います。日本も国策としてコロナ型共感障害の問題に取り組まなければなりません。

このマスクの弊害がどう現れてくるのか。この時代をくぐり抜けてきた1歳、3歳、5歳、あるいは小学生にどのような影響が出るのか。それをいち早く察知して、原因の解明と克服するための方策を見つけ出さなければなりません。黒川先生はどうお考えになるか、伺ってみたいですね。

私のところには全国の親御さんから相談が来るのですが、やはり思春期の悩みが多く、ここ数年増えているのがＳＮＳに関するお悩みです。今の時代の子どもや若者は自分の好きなYouTubeやTikTokばかりを見て、友達とのＳＮＳの輪の中で共感能力は高まっているのだけれど、輪の外との共感能力が強められない状況なんです。一昔前なら祖父母世代、親世代、子ども世代も一緒に同じテレビ番組を見て、同じ歌を聴いて自然と共感できていたことが、今は小さい輪の中だけの共感にとどまってしまっている。ですから我々大人は輪の外に子どもを誘い出したり、自らが子どもたちの輪の中をのぞいてみたり。時には輪の大きさ自体を広げるような努力や工夫をしなくてはならないと感じています。

このコロナで友達と鬼ごっこも、つるむことも、休み時間に遊ぶことさえ制限されて。黒川先生も書かれていましたが、子どもの仕事は正に遊ぶこと。頷《うなず》きあったり、譲り合ったり、ときにはぶつかり合ったりしながらお互いを理解していき、共感能力は形成されていくのですが、今はコロナで十分にできません。子どもたちの成長・発達にとって、この影響はすごく大きいと思います。この大変な問題をより多くの大人が認識し、社会全体で克服していかなければいけないと考えています。

（二〇二二年一月、教育評論家・談）

本書は平成三十一年四月新潮社より刊行された『共感障害—「話が通じない」の正体』を改題し、大幅に加筆したものである。

新潮文庫最新刊

西村京太郎著
西日本鉄道殺人事件
西鉄特急で91歳の老人が殺された！ 事件の鍵は「最後の旅」の目的地に。終わりなき戦後の闇に十津川警部が挑む「地方鉄道」シリーズ。

東川篤哉著
かがやき荘 西荻探偵局2
金ナシ色気ナシのお気楽女子三人組が、発泡酒片手に名推理。アラサー探偵団は、謎解きときどきダラダラ酒宴。大好評第2弾。

月村了衛著
欺す衆生
山田風太郎賞受賞

原野商法から海外ファンドまで。二人の天才詐欺師は泥沼から時代の寵児にまで上りつめてゆく――。人間の本質をえぐる犯罪巨編。

市川憂人著
神とさざなみの密室
女子大生の凛が目覚めると、手首を縛られ、目の前には顔を焼かれた死体が……。一体誰が何のために？ 究極の密室監禁サスペンス。

真梨幸子著
初恋さがし
忘れられないあの人、お探しします。ミツコ調査事務所を訪れた依頼人たちの運命の行方は。イヤミスの女王が放つ、戦慄のラスト！

時武里帆著
護衛艦あおぎり艦長 早乙女碧
これで海に戻れる――。一般大学卒の女性ながら護衛艦艦長に任命された、早乙女二佐。胸の高鳴る初出港直前に部下の失踪を知る。

「話《はなし》が通《つう》じない」の正体《しょうたい》

共感障害という謎

新潮文庫　く-29-6

令和四年三月一日発行

著者　黒《くろ》川《かわ》伊《い》保《ほ》子《こ》

発行者　佐藤隆信

発行所　株式会社　新潮社

郵便番号　一六二—八七一一
東京都新宿区矢来町七一
電話　編集部(〇三)三二六六—五四四〇
読者係(〇三)三二六六—五一一一
https://www.shinchosha.co.jp

価格はカバーに表示してあります。

乱丁・落丁本は、ご面倒ですが小社読者係宛ご送付ください。送料小社負担にてお取替えいたします。

印刷・錦明印刷株式会社　製本・錦明印刷株式会社

ISBN978-4-10-127956-5 C0195